幸福感疗法治疗手册和临床应用

Well-Being Therapy
Treatment Manual and Clinical Applications

原 著 者 ［意］Giovanni Andrea Fava

主 译 曹建新 姜荣环

审 校 曹建新

译 者（以姓氏笔画为序）

王苏弘 王梦雨 卢 伟 刘小蕾

刘艳艳 江庐山 孙梦茹 杨 蕾

郝金玉 郭 虹 黄小琳 曹陈悦

崔雪莲 潘 昱

U0339546

中华医学电子音像出版社
CHINESE MEDICAL MULTIMEDIA PRESS

北 京

图书在版编目（CIP）数据

幸福感疗法治疗手册和临床应用／（意）乔瓦尼·安德烈·法瓦编著；曹建新，姜荣环译. —北京：中华医学电子音像出版社，2017. 9

ISBN 978-7-83005-146-4

Ⅰ. ①幸…　　Ⅱ. ①乔… ②曹… ③姜…　　Ⅲ. ①临床医学　Ⅳ. ①R

中国版本图书馆 CIP 数据核字（2017）第 184682 号

网址：www.cma-cmc.com.cn（出版物查询、网上书店）

北京市版权局著作权合同登记章图字：01-2017-5448 号

The copyright of the first edition of English version of the publication shall remain with the author, whereby the Chinese translated version shall only be promoted in China.

幸福感疗法治疗手册和临床应用
XINGFU GAN LIAOFA ZHILIAO SHOUCE HE LINCHUANG YINGYONG

主　　译：	曹建新　姜荣环
策划编辑：	冯晓冬　王翠棉
责任编辑：	冯晓冬　王翠棉
文字编辑：	杨善芝
校　　对：	龚利霞　马思志
责任印刷：	李振坤
出版发行：	中华医学电子音像出版社
通信地址：	北京市东城区东四西大街 42 号中华医学会 121 室
邮　　编：	100710
E - mail：	cma-cmc@cma.org.cn
购书热线：	010-85158550
经　　销：	新华书店
印　　刷：	北京京华虎彩印刷有限公司
开　　本：	850mm×1168mm　1/32
印　　张：	5. 5
字　　数：	125 千字
版　　次：	2017 年 9 月第 1 版　2017 年 9 月第 1 次印刷
定　　价：	68. 00 元

版权所有　　侵权必究
购买本社图书，凡有缺、倒、脱页者，本社负责调换

内容提要

　　本书对幸福感疗法进行了系统、完整的描述。全书分为3篇，共21章。第一篇"发展"包括第1~3章，主要结合作者的临床工作经历，介绍幸福感疗法产生的背景及过程。第二篇"幸福感疗法的八次访谈型治疗方案"包括第4~13章，概述了幸福感疗法应用中所必需的评估类型，阐述了其在临床实践中的具体实施方法。第三篇"应用"包括第14~21章，主要介绍幸福感疗法的适应证及幸福感疗法在一些常见的精神障碍及不同人群中的临床应用，并对其广泛的临床应用前景做了展望。本书理论结合实际，内容生动，适用于精神科医务人员阅读和学习，也可作为临床各科（尤其是内科）医务人员拓展阅读、解决临床问题的实用参考书。

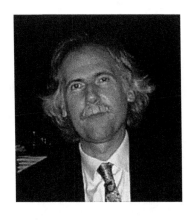

Giovanni Andrea Fava（乔瓦尼·安德烈·法瓦）教授于1977年取得意大利帕多瓦大学医学学位，随后到麦克马斯特大学、罗彻斯特、纽约（师从Engel教授）和达特茅斯学院（师从Lipowski教授）进修。1981年，在帕多瓦大学完成了精神病学的住院医生培训。在美国阿尔伯克基和纽约州布法罗市（Albuquerque and Buffalo，N.Y.）工作几年后，于1988年回到意大利，在博洛尼亚大学心理学系成立了一个情感障碍项目。

Giovanni Andrea Fava教授现任博洛尼亚大学临床心理学教授、纽约州立大学布法罗分校临床精神病学教授。已撰写科学论文500余篇，并完成了若干领域的开创性研究，其中包括一种新的可增加心理上的幸福感的心理治疗方法（即幸福感疗法）、注重药物治疗和心理治疗相结合的序贯模式、精神病学的分期概念、心身痛苦的新分类法（心身医学研究的诊断标准）。1992年以来担任《心理治疗和心身医学》杂志的主编，该杂志由Karger出版发行，目前的影响因子为9.2，排在科学引文索引（Science Citation Index，SCI）（原创性研究的首发处）心理学期刊第四位、精神病学期刊第七位，目前的"h"指数为50，有超过10 000次的引用。

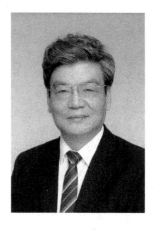

曹建新，苏州大学第三医院、常州市第一人民医院消化内科主任医师。美国天普大学医学院内科学客座教授。先后留学日本东京医科齿科大学光学内镜诊疗中心及日本德岛大学附属医院消化内科。中华医学会消化病学分会心身疾病协作组委员；中国心理卫生协会心身医学专业委员会常务委员；中华医学会行为医学分会委员、中国生理学会应激医学专业委员会委员、西部精神医学协会消化心身健康专业委员会副主任委员、中华消化心身联盟（CDPU）副主席、国际心身医学学会（International College of Psychosomatic Medicine，ICPM）成员、美国心身医学学会（American Psychosomatic Society，APS）成员。《中华行为医学与脑科学杂志》及 *Psychotherapy and Psychosomatics* 等杂志编委。担任过多届世界心身医学大会（World Congress on Psychosomatic Medicine，WCPM）国际顾问委员会委员及国际心身医学大会论坛主席。近 10 多年主要从事早期胃肠道肿瘤诊治和功能性胃肠病心身整体治疗研究。在国际上首先提出"症状导向的二步再归因模式"处置精神心理因素相关的功能性躯体症状。

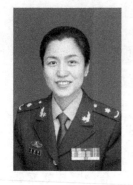

姜荣环，中国人民解放军总医院医学心理科主任、主任医师、医学博士，美国哈佛大学人类学和社会学系、美国麻省总医院、澳大利亚墨尔本大学会诊联络精神病学和肿瘤心理学访问学者，接受美国罗彻斯特大学、澳大利亚格雷菲斯大学心理危机干预培训。主持和参与了多项国家和省部级心身医学相关研究。社会兼职：中华医学会心身医学分会青年委员会副主任委员、中国生命关怀协会疼痛诊疗专业委员会常务委员、中国心理卫生协会心身医学专业委员会常务委员、北京医学会心身医学分会副主任委员。参与10余部专著的编写，发表论文40余篇。擅长各种心身疾病、焦虑、抑郁的诊治，以及家庭治疗、儿童及青少年的心理治疗等。近10余年主要从事与消化、心血管、疼痛、肿瘤、风湿免疫等非精神科相关的心身医学工作，在综合医院非精神科积极推广心身医学的理论和临床实践。

原著者中文版序

本书第一次对提高心理健康的特定心理治疗策略——幸福感疗法提供了比较完整的描述。我很高兴继英文版、意大利语版、日语版和葡萄牙语版之后，中文版得以面世。

本书第一篇描述了幸福感疗法是如何发展和实施的。第二篇概述了其应用所必需的评估类型，并提供了逐次会谈的治疗手册。第三篇是关于目前该疗法基于对照研究的适应证及其他潜在临床应用，附有病例描述。本书所描述的幸福感疗法是一个强调自我观察的短期治疗策略，通过使用结构式日记、患者和治疗师的互动及家庭作业（自我治疗）的形式来实施。就像一位患者胆固醇和血糖偏高，医生可以使用药物来降低过高的指标，但是医生也会增加一些建议，如避免某些类型的食物、多做运动、戒烟。患者自己所做的部分被定义为自我治疗或自我管理，其意义至少和医生使用药物同样重要。尽管目前幸福感疗法主要在精神疾病中使用，但是它在其他医学背景中的应用同样很有前途，特别是在很多目前临床无法解释的躯体症状、躯体疾病继发的心理问题及心理-社会因素相关的多种内科慢性病患者的自我管理方面将会有广阔的应用前景。

我非常感激曹建新医生为出版本书中文版所做的努力。我和曹医生合作多年，特别是在非精神科疾病的评估策略中采用源自精神医学研究的心身医学研究性诊断标准。我非常希望幸福感疗法在内科疾病患者的心理-社会管理中成为中国医生有价值的工具。

Giovanni Andrea Fava 医学博士

20 世纪 60 年代初，Engel 教授对疾病的单一生物医学模式的局限性提出了批评，并于 1977 年在《科学》杂志发表了著名的《需要一种新的医学模式——生物医学的挑战》，这标志着生物-心理-社会整体医学模式的正式提出，并为整体医学倾向的心身医学走向临床提供了理论基础。有一定临床工作经验的医生可能都不会否认社会心理因素在人类健康及疾病的发生、发展和康复中的作用。然而，心身整体医学模式要全面走向包括精神科和非精神科在内的各科临床实践，除了转变观念，随之而来要面临的必然是很多实际问题。与生物学变量不同，社会心理学变量很难被准确测量和评估。同样与科学技术对人类疾病的生物学变量的干预不同，干预社会心理学变量难以形成可操作的规范，不容易重复，因此也难以普及和推广。这就是为什么很多医学研究者尽管认识到社会心理因素对人类健康的重大意义，但当他们要对此进行深入研究时往往望而却步。Engel 教授提出整体医学模式已经整整 40 年了，但关于整体医学思想的讨论至今仍大部分徘徊在哲学层面。精神心理干预与生物医学干预在现代医学实践中常常处于分离状态。精神心理干预本身还分出了心理治疗学派和药物治疗学派。

Fava 教授早年在 Engel 教授手下工作，是其整体医学思想的追随者和积极倡导者。幸福感疗法正是 Fava 教授整体治疗的研究成果，虽然归入心理治疗的范畴，但该疗法涉及很多关于心理治疗如何与药物治疗序贯结合从而提高临床疗效的内容。本书除了介绍幸福感疗法在一些常见的精神障碍中的临床应用，还对其广泛的临床应用前景做了展望，为精神科和非精神科医生提出了很大的临床研究空间。

有缘与 Fava 教授认识并交流学术观点多年，他是我很敬重的学者。在本书英文版尚未正式出版前，我就有幸读到 Fava 教授寄给我的手稿，很快就对此书爱不释手，并决定翻译成中文版介绍给国内同道。在此，特别感谢 Fava 教授为本书中文版的出版所做的努力和贡献！

由于专业和外文水平有限，各位参与本书翻译的专家翻译风格不同，对书中错误或不当之处，敬请广大读者批评指正。希望大家喜欢本书并从中有所获益。

曹建新

2017 年 7 月 12 日

原著序

《幸福感疗法治疗手册和临床应用》一书的出版是一件里程碑事件。Giovanni Andrea Fava 医生所研发的这项强大和丰富的心理治疗是开创性的工作，已经展开的一系列研究显示出幸福感疗法对精神障碍的可靠效果。但是直到现在，临床医生还没有一本描述治疗实施细节和怎样特定和连续地将幸福感疗法付诸行动的说明手册。本书将扩大此治疗方法的使用范围，为解决问题和获得个人平衡方面提供更大的希望。

我的关于幸福感疗法的知识来自于一次国际会议，在此会议上我有幸参与 Fava 医生主持的一个工作坊。在此工作坊之前我所知道的信息是幸福感疗法在改善抑郁症残余症状和对复发的预防方面已经有强有力的效果，而且与传统认知行为治疗相比，它更关注于积极思维和情绪的发展。随后我发现，幸福感疗法已经远远超过了积极心理学的范畴，而且在人类潜力的多维模型之基础上提供了一个独特的治疗方法。

在第一次与 Fava 医生一起参加工作坊所受的启示中，我学习到坚持写感受幸福日记这一实践策略能够改善情绪和减少抑郁症状。在知道幸福感疗法之前，我已经做了很多年的认知行为治疗，我通常会鼓励患者去做关于识别负性的或令人不安的认知和情感的思维记录。我训练他们去提高寻找消极的技能，如果他们已经完全沉浸在痛苦和自我谴责的想法里，其想法需要180°转弯。我没有准备抛弃认知行为治疗的核心内容，因为它们已经帮助很多患者克服了抑郁和焦虑，而且有大量临床证据证明认知行为治疗的有效性。尽管如此，这个工作坊让我决定在标准的认知行为治疗技术上加入幸福感疗法。

我第一次用幸福感疗法的概念去丰富治疗的尝试是令人鼓舞的。我选择了一个难治性案例：一例经过高强度药物治疗，但仍然患双相情感障碍超过2年的年轻女性。她和父母住在一起，不能工作。严重的低自尊、停滞和对未来的绝望，以及严格限制的社会关系，使她在幸福感疗法治疗的功能目标的大部分区域存在深层次问题。她刚开始的感受幸福日记是试探性和富有成效的。

她受邀参加高中同学的婚礼，但是她犹豫是否要接受邀请。不过，好在她还是决定买条裙子穿去参加婚礼。她的初始幸福日志捕捉到一些在她的意识中没有的经历。她写到婚礼的办事员，一位年长的女性，对她特别关注、非常友好，而且帮助她寻找适合婚礼的服装。办事员令人鼓舞的声音和温暖的笑容给她一种幸福感，以至于她需要花时间去记录才能充分地体会这份幸福。

随着治疗逐步深入，我们在第一次经历基础上帮助她认识和维持其他幸福感。最终这样的经历不需要记录而自然地根植于她的日常生活。除了使用标准的认知行为治疗暴露策略来克服一些逃避模式，我们致力于她的自信和Fava医生所描述的提高自主、个人成长和其他关键领域功能的幸福感方法的自我效能，结果很好。在写这部分内容时，她已经连续7年没有抑郁症状了。她很成功地从事着一项高要求的工作，独立生活，而且即将步入婚姻的殿堂。尽管不是所有幸福感疗法尝试的结果都能达到如此高的成功水平，但是大部分患者都是获益的。而且我已经将幸福感疗法的概念应用于日常与患者接触的工作中。

幸福感疗法集中于个体的六大功能，从而赋予它一种传统认知行为治疗所达不到的吸引人的深度。正如Fava医生提到的，这些领域（环境控制、个人成长、生活目的、自主性、自我接受、与他人良好的关系）被 Jahoda 在 1958 年出版的《积极心理健康的现有概念》中详细描述（与当前的幸福感疗法形式接近）。尽管如此，一直没有人尝试将这些构想付诸实践并形成一种可操作的治疗方法。直到 1994 年 Fava 医生使用幸福感疗法治疗了第一个案例和最终在 1998 年第一次发表了关于幸福感疗法系统理论，才开启了幸福感疗法的可操作化研究。

尽管标准的认知行为治疗可能包括以这些领域（如环境控制、自主性、自我接受）为治疗目标的方法，但对其他领域的关注，如个体成长、生活目的和与他人的良好关系，使幸福感疗法成为一个广泛的、成长导向的治疗理念。这种关于人类全方位功能的观点将幸福感疗法与其他有价值的方法相联系，如意义疗法、Victor Frankl 研发的基于存在的方法和人际心理治疗。在这第一本关于幸福感疗法的治疗手册中，Fava 医生为治疗早期和中期被用来识别和维持积极经历的幸福日记和相关策略给出了最具体的细节。不难理解，幸福感疗法更加务实且更加容易概念化，而且在初始手册中是受欢迎的。我期待在未来的书中能够探索幸福感疗法在后期治疗中的细微差别，即帮助患者在六大功能领域达到潜在的平衡。

幸福感疗法另一个吸引人的特点是容易与其他治疗整合。如 Fava 医生在本书中解释的那样，幸福感疗法作为传统认知行为治疗方法的一部分被执行，如认知重建、行为激活、暴露预防和反应。在幸福感疗法整个治疗计划中，药物治疗也是可使用的成分。在我与女儿 Laura McCray 共同写的《摆脱抑郁：通往幸福之路》一书中，幸福感疗法（还包括标准的认知行为治疗、药物和其他已有证据支持的方法）是主要的被个体计划用来克服抑郁的策略。

目前，关于幸福感疗法的研究集中于抑郁、广泛性焦虑障碍和环性障碍。但是这个方法的核心特点提示治疗方法可以扩展出很多其他的适应证，如双相情感障碍、精神病，并可帮助有内科疾病的患者。治疗的疗程和（或）焦点可能需要修改。举一个例子，对双相抑郁的治疗可能由精神病学家进行，他可能将幸福感疗法加入到药物治疗中，如用短暂的访谈来处理情感障碍的慢性症状。在如前所述的 1 例超过 1 年的患者治疗中，我改良性地每个月使用 1~2 次幸福感疗法治疗。

在精神分裂症慢性期治疗中，一些研究显示认知行为治疗疗法对阳性症状和阴性症状都有效。而幸福感疗法能够对药物已经稳定但有残余症状的精神病患者有效吗？在我的门诊长期服用氯氮平的患者中，我们通常在治疗访谈中花一部分时间来识别能够激活幸福感的活动，而且我们讨论了个人意义这个主题，以及积极的人际关系和其他幸福感疗法识别的领域。在这组患者中，复发和再住院率极低，而且很多人培养出了能帮助他们自己理解和应对慢性病情的观念。

在内科疾病和心身疾病中，一种使用幸福感疗法的潜在疾病是慢性疼痛。治疗初始阶段的幸福日记能够帮助慢性疼痛的患者认识、品尝、延长平衡和减轻疾病痛苦的经验吗？后期阶段的幸福感疗法治疗能够帮助患者利用优势建立自主性、自信和一种面对疾病的目标感吗？如果这些变化能够达到，人们能够更高水平地感受到真实幸福，不只是降低疼痛或增加感受幸福的能力，而是总体上注重心理健康，从而能够丰富人们的生活，限制疼痛的影响。

发展幸福感疗法的另一个想法是纳入治疗实施方面的科技进步。计算机辅助认知行为治疗的发展和检测工作在近几年进展迅速，而且在一些研究中取得了极好的结果。计算机辅助认知行为治疗的目标包括改善获得有效治疗的方法、降低治疗费用、增加对多媒体学习知识的治疗经验、提供跟踪和促使进步的工具。已经为抑郁症、焦虑障碍、进食障碍、药物滥用、慢性疼痛等疾病研发了程序。同样，幸福感疗法也可望通过现代化的计算机治疗程序和手机应用程序获得潜在帮助，从而扩大治疗师的努力并帮助临床医生在可利用的时间内治疗更多的患者。

本治疗手册的出版开启了一个崭新的幸福感疗法发展阶段，为临床医生提供了在日常实践中运用此创新方法的指南。也相信它将会在更多的患者群中进行传播。幸福感疗法的基本理论和治疗过程的核心内容研发也将有望拓展并解决更加多样化的临床问题。我们期望有更多关于抑郁症、焦虑症和其他多种疾病治疗结果的研究，而且使用计算机技术的创新性实施方法可以被概念化。患者和治疗师们都应该感谢 Giovanni Andrea Fava 医生，因为是他将幸福感疗法介绍到精神疾病的有效治疗方法中来。

Jesse H. Wright, 医学博士、哲学博士
于路易斯维尔，美国肯塔基州

目　录

第 1 篇

发　　展

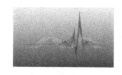

背　景

第 1 章

　　决定学医伊始，我始终踌躇不定。刚开始非常难熬，我不喜欢医学院（意大利帕多瓦大学）所学的专业。虽然我知道自己很幸运，能够拥有充满希望的未来；但我始终质疑自己是否做出了正确的决定，直到发生了下面的事情。20 世纪 70 年代初期，医学院学生每年都会进行胸部 X 线扫描。我在医学院第 3 年初也进行了胸部 X 线扫描，几天后我被告知需要进行进一步检查，当时我的第一反应是：我得了肺结核。当时，我正在阅读 Thomas Mann 的《魔山》，这绝对不是巧合。那段时间我感觉非常不好，觉得比以往更疲劳。我经常想象自己远离家庭和好友，身处疗养院。当去医院门诊复检时，我已经形同枯槁，然而却被告知：可能是由于误诊，我的肺部完全没有问题。瞬间，我觉得自己完全康复了，医院外的天空也显得格外湛蓝，再也没有比我更幸福的医学生了，我深刻意识到恢复健康是多么美好。然而，事实上，从生物医学的角度讲，我从未患病。

　　因此，我开始迷恋心身医学：一项全面阐述心理社会因素在疾病发生、发展、结局中有重要作用的学科。此时，在帕多瓦大学甚至是意大利其他大学，还没有人注意到心身医学。1975 年夏，我非常幸运地前往美国纽约罗彻斯特大学学习，师从当时心身医学最有影响力的学者，乔治·恩格尔（George Engel）。

一、罗彻斯特大学的经历

George Engel 是罗彻斯特大学医学院与口腔学院内科学教授和精神病学教授。作为一位训练有素的内科医生，他批评了疾病仅限于医生的理解或认知这种传统观念。换句话说，只有经过医生的认可，才能称之为疾病和患者。George Engel 详细阐述了健康和疾病的统一概念：没有绝对的健康、疾病，健康和疾病之间处于动态平衡。这种 1960 年发表的观点，在随后的生物-心理-社会模型中得到了详细阐明。心理社会因素是各种疾病的一类致病因素：即便其相对权重因疾病而异，因患者而异，因同一疾病、同一患者、不同病程而异。心理社会因素并不是特指某些疾病，而是缺乏具体解释的"功能性的"；并且在大多数临床工作中非常缺乏的一类评估工作。

在 George Engel 的内科与精神病科的整个夏季的经历，成为我今后知识和灵感的源泉。有一天，内科病区要求对患者进行心身咨询。我与另一位医学生 Sam 接诊了 1 例 50 多岁的女患者，其主诉为难以忍受的腹部疼痛，医学检查很难明确其疼痛的可能病因。她的情况逐渐恶化，计划几天后进行剖腹探查术（1975 年，还没有当今的微创探查手术）。我们的任务是询问她的基本情况及病史信息，Engel 医生则晚些时候到。我们刚开始询问一些问题，她就表现出疼痛难忍，我和 Sam 觉得可能时机不对，打算与 Engel 医生一起离开。然而 Engel 医生却立即得到了患者的关注与合作。Engel 医生询问时，重点关注了患者的瘢痕，患者立即眉飞色舞地描述其过去一次外科手术经历。Engel 医生询问其他外科手术情况时，她似乎完全忘记了疼痛，向我们展示了其他瘢痕并详细描述每次手术。我和 Sam 都不明就里，她现在看起来很健康，然而几小时前，她还是疼痛难忍。Engel 医生问及她的生活时，她说有一段糟糕的时间家庭出现了很多问题，之后便相对顺利。走出她的病房，Engel 医生告诉我们这位女患者有疼痛倾向，且对手术成瘾。当生活最糟糕，情况最恶劣时，这些患者的机体状况却是最佳的，并且疼痛反而没有了。而当情况好转，成功来临时，疼痛症状出现了。Sam 问可以为这些患者做些什么？Engel 医生回答到："很遗憾，并不是很多。我会和她的主治医生交流，至少这次可以避免手术"。我和 Sam 对这个回答非常不满意，年少的我们希望能够帮助她。我想："总有一天有人会找到方法"。

夏季结束后，我回到帕多瓦大学，希望自己有一天能够像 Engel 一样，有渊博的内科学和精神病学知识。后来，我意识到仅凭单一专业无法实现，因此我选择了精神病学，而大多数心身医学学者均来自此领域。

二、治疗抑郁

在帕多瓦大学的精神病学专业，我开始了住院医生培训，而我却更希望能够回到罗彻斯特大学完成培训。那段日子我的情况并不顺利，最后我在新墨西哥阿尔伯克基结束了培训，而不是罗彻斯特大学。我的导师是我曾经在心身医学会议遇见的 Robert Kellner。与 George Engel 相似的是，在成为精神病医生前 Robert Kellner 已经从事家庭医生很多年。他向我切实展示了在精神病学临床实践中，如何通过心身医学的方法平衡药物治疗与心理治疗。抑郁症是我最感兴趣的精神疾病。在美国西南部 1 年后，我搬到了纽约的布法罗，并有机会在那里建立抑郁中心。我确信抑郁本质上是一种偶发的疾病，并且存在有效的治疗手段（抗抑郁药），而其慢性病的本质是由于不充分的诊断和治疗。如今，我每每想起当年的观点，都为我的天真和临床盲目性感到惭愧。现在我们已经清楚抑郁本质上是一种慢性疾病，并且病程中存在多个急性发作期。然而，当时我的观点得到了这一领域专家们的认可。

在美国工作期间，我对于抑郁的观点本质上是横断面的（我遇到及治疗的患者均是医院内的，并且很少随访）。当我返回意大利在博洛尼亚大学成立抑郁门诊并长期随访时，逐渐发现，即使我亲自用抗抑郁药治疗并且判定已经康复的患者，一段时间后抑郁症仍会复发。我忽略了什么呢？

三、康复的概念

我越来越怀疑抗抑郁药物的长期有效性。1994 年，我在文章中提出一个假设，即抗抑郁药可能是抑郁症慢性化的罪魁祸首。我是受到"抗生素悖论"的启发：治疗细菌感染最好的药物同时也是筛选和增加耐药性菌株最好的制剂，即便药物暴露停止，此效应仍在环境中持续存在。在已获得数据的基础上，我推断长期使用抗抑郁药物可能将使疾病的症状恶化，影响远期预后，并减弱之后药物治疗效果，缩短无症状期的时间。20 年后，已经有相当有力的证据支持这一假说，然而，当时在药品宣传大流中逆流而上，是相当不易的。在阿尔伯克基，我在 Robert Kellner 指导下学习了认知行为治疗（cognitive behavior therapy，CBT）。无论 CBT 是否与抗抑郁药物的作用相关，我皆使用其治疗抑郁症患者。当然，也有文献报道，CBT 似乎对抑郁症的远期预后没有效果。而与这一结果对比鲜明的是，在焦虑症中使用 CBT 具有长期疗效。

同时，越来越多的研究指出，药物治疗抑郁症并不能解决所有问题，尽管有实质性的改善，但仍有严重的残留症状。特别是焦虑和易怒症状，且这些症状与功能受损有关。大多数残留症状发生在疾病的前驱阶段，并可能进展为复发的前驱症状。因此，康复的定义不能仅限于某些症状的消失。就如 Engel 提到，健康不仅是简单的没有疾病，还需是心身整体的健康状态。

我们仅知道如何摆脱不良功能状态，然而这与恢复心理健康完全不同，关于这一点我们目前没有明确的办法。

四、心理健康

20 世纪 90 年代中期，我参加了哥本哈根精神病学国际会议，由我的朋友 Per Bech 组织，他是情绪障碍心理评估最重要、最元老的研究者。与他见面后，他推荐我参加一场关于生活质量的会议。他说，其中一位讲者是美国发展心理学家，她有一些有趣的想法。我参加会议后发现 Per Bech 的推荐一如既往的正确。讲者 Carol Ryff 综合各方面文献详细说明了她的心理健康模式。她强调健康并不等同于幸福或生活满意度。她制定了一份调查问卷，用于衡量心理健康的各个维度（心理健康量表），并已应用于非临床人群的追踪调查。她对 6 个维度中的每个维度都进行了简要描述。我是属于"两栖型"的兼临床医生和研究人员的"濒危物种"，不仅做临床研究，也要诊断和治疗患者。我检验研究构架的出发点始终是对患者是否有明确的意义。以下这些构架也确实如此：自主性（自我决定意识）、环境掌控（有效管理个人生活的能力）、积极的人际关系、个人成长（持续成长和发展）、生活目标（确信生活有目标且有意义的信念）和自我接受（对自我的积极态度）。听过她的演讲后，我联想到之前遇到的许多患者，在这些方面或缺陷或过激，最终导致日常生活中的矛盾。一位发展心理学家能够如此深刻阐述临床症状让我非常震惊。多年后，我发现这些维度确实是临床症状的根源，且由纽约大学社会心理学教授 Marie Jahoda 深入研究，进一步发展，主要记录在 1958 年出版的一本极好的关于积极心理健康的书籍中。这本我在美国图书馆发现的书，成为我今后反思和灵感的来源。Marie Jahoda 概述了这 6 个积极精神健康标准。以下五种情况下，这些标准与 Carol Ryff 后来提出的标准稍有不同：自主性（内部行为调节）、环境掌控、与他人和环境的良好互动、个人性格和成长程度、发展和自我实现（从Ryff分化而来的个人成长和生活目标）、自我态度（自我感知/接受）。然而，第6个重要维度的形成对于我以后观点的形成尤为重要：个人心理力量的平衡及整合，包括人生观和抗压能力。如何实施旨在改善心理健康的心理工作，相当困难，我仍不得其法。

1954年，Parloff、Kelman和Frank认为心理治疗的目标不一定是减少症状，而是增加个人舒适度和效能。然而，随后几年对这些需求仅有非常有限的反馈。例外的是，Ellis和Becker的个人幸福指南，其对理性情绪疗法的调整，以克服个人幸福感的主要障碍（羞涩、不满足、内疚等）；Fordyce的提高幸福计划；Padesky的构架更改过程；Frisch的生活质量治疗及Horowitz和Kaltreider的积极心态等工作。遗憾的是，这些方法都没有经过充分的临床验证，且在我看来并不是针对心理健康的。

参 考 文 献

［1］Fava GA, Sonino N. Psychosomatic medicine. Int J Clin Practice, 2010, 64: 999-1001.

［2］Engel GL. A unified concept of health and disease. Perspect Biol Med, 1960, 3: 459-485.

［3］Engel GL. The need for a new medical model. Science, 1977, 196: 129-136.

［4］Lipowski ZJ. Physical illness and psychopathology. Int J Psychiatry Med, 1974, 5: 483-497.

［5］Fava GA, Sonino N, Wise TN. The psychosomatic assessment. Basel: Karger, 2012.

［6］Engel GL. "Psychogenic" pain and the pain-prone patient. Am J Med, 1959, 26: 899-918.

[7] Fava GA, Tomba E, Grandi S. The road to recovery from depression. Psychother Psychosom, 2007, 76: 260-265.

[8] Fava GA. Do antidepressant and antianxiety drugs increase chronicity in affective disorders? Psychother Psychosom, 1994, 61: 125-131.

[9] Levy SB. The antibiotic paradox: How miracle drugs are destroying the miracle. New York: Plenum, 1992.

[10] Andrews PW, Kornstein SG, Halberstadt LJ, et al. Blue again: perturbational effects of antidepressants suggest monoaminergic homeostasis in major depression. Front Psychol, 2011, 2: 159.

[11] Fava GA, Kellner R. Prodromal symptoms in affective disorders. Am J Psychiatry, 1991, 148: 823-830.

[12] Fava GA. The concept of recovery in affective disorders. Psychother Psychosom, 1996, 65: 2-13.

[13] Bech P. Clinical psychometrics. Chichester: West Sussex, Wiley, 2012.

[14] Ryff CD. Happiness is everything, or is it? Explorations on the meaning of psychological well-being. J Personal Social Psychol, 1989, 6: 1069-1081.

[15] Jahoda M. Current concepts of positive mental health. New York: Basic Books, 1958.

[16] Parloff MB, Kelman HC, Frank JD. Comfort, effectiveness, and self-awareness as criteria of improvement in psychotherapy. Am J Psychiatry, 1954, 11: 343-351.

[17] Ellis A, Becker I. A guide to personal happiness. Hollywood, CA: Melvin Powers Wilshire Book Company, 1982.

[18] Fordyce MW. A program to increase happiness. Couns Psychol, 1983, 30: 483-498.

[19] Padesky CA. Schema change processes in cognitive therapy. Clin Psychol Psychother, 1994, 1: 267-278.

[20] Frisch MB. Quality of life therapy and assessment in health care. Clin Psychol Sci, Practice 1998, 5: 19-40.

[21] Horowitz MJ, Kaltreider NB. Brief therapy of stress response syndrome. Psychiat Clin N Am, 1979, 2: 365-377.

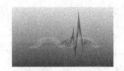

哲学生和追求幸福感的增强策略

第 2 章

过去我曾想研发一个基于心理幸福的心理治疗方法，但是这个想法并没有实现。某一天，我评估了一名23岁、患有严重强迫症的哲学系学生Tom。他的强迫障碍的一个特点就是强迫观念与其女友Laura有关，在1年前发病。从那时起，Tom就不能学习，不能参加考试，不再去上大学，他的社交生活也受到影响。除了不停地纠缠质疑Laura的过去外，他已经不再见任何朋友。Tom曾去看过精神科医生，医生给他开了选择性5-羟色胺再摄取抑制药氟伏沙明。尽管如此，药物并没有使症状有任何缓解，因此医生给其换成三环类抗抑郁药物氯米帕明。然而，仍没有观察到任何反应。就目前可利用的文献而言，这些药物的使用是合理和恰当的。Tom后来接受认知行为治疗（cognitive behavior therapy，CBT），但是在治疗6次后他放弃了，因为他觉得自己变得更糟糕了。后面的这种情况引起了我的注意。

一般来说，在临床实践中，对治疗的无反应和症状恶化被认为是相同的意思。然而，它们是不同的。在19世纪，以Ralph Horwitz为首的耶鲁研究团队重新分析了大量涉及心肌梗死后使用β受体阻滞药的随机对照试验数据。随机对照试验原本并不是为了回答关于个体患者治疗的问题，而是要对比被随机分配到某组的普通患者的某种治疗效果。Horwitz等以某些特定临床病史为特征将患者分成亚组，然后用一个不同的方法分析了此项试验。他们发现 β 受体阻滞药对于从急性心肌梗死中存活的"普通"患者有效，对于有过特定协同治疗史的亚组患者则是有害的。

如果我们接受这种可能性，即一种治疗方法对普通人群有效，而对于另外一些病例没有效果甚至是有害的，那么我们可能认识到一种既定的治疗方法对于一些特殊类型或特定临床亚型的患者是没有价值的。大制药厂与生物技术公司一起基本上控制了医学出版物和信息，他们不想听到有人恶化的信息，可能是因为担心吓跑潜在的消费者。然而，这种情况在任何药物中都有发生。研究发现抗抑郁药物中可发生相反的反应（药物加重抑郁情绪）。心理治疗中，一样可能发生症状恶化的情况。各种心理治疗团体同样不想听到这种负面效果。临床药理方面，不良反应可能是因为医生的处方不当（如剂量过大或剂量不足）；尽管如此，在这些情形下的治疗仍然是正确的。在心理治疗中，不良反应可能是因为治疗方法实施不当造成的。在 Tom 案例中，我认识给其使用 CBT 治疗的这位心理学家，他的能力和技术都很高，尤其是对于强迫症。我认为每种合理的治疗方法他都已经尝试过。那我怎么样做才能不同呢？我认为 Tom 的实质性差异是：药物对他没有帮助，而心理治疗使他的情况更糟糕。

我提出一种假设。认知治疗的基本原理在于监控痛苦：识别导致负性思维（自动思维）发生的情景，这些情景与负性情绪有关，且发生在负性情绪之前（图 2-1）。然而，在 Tom 案例中，这种机制可能加深痛苦。与此相反去做会怎样：监测幸福，观察什么能够干扰它（图 2-2）？因此，我告诉 Tom，他需要写日记来报告他感到幸福的例子。我并没有对幸福下任何定义，但是我要求他写下当他感觉较好时候的情景，他经历了什么，还有其强度。他的评论并不令人鼓舞：它将会是个空白日记。

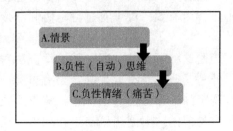

图2-1　认知治疗的基本机制

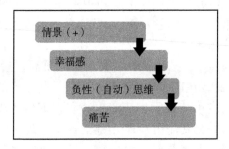

图2-2　幸福治疗基本机制

一、第2次访谈治疗

当他再次就诊时带来了他的日记。他仅记录了几个幸福实例。他不情愿地承认幸福确实是存在的，但是又补充了一句"它们是极其短暂的，只有几分钟而已"。表2-1列举了几个实例。看到这个我很惊讶，因为在痛苦和苦难中也有美好时光的存在，尽管很短暂。然后Tom被要求报告哪些想法会过早中断这些幸福感。我也没有告诉他关于我们所寻找思维类型（自动思维）的任何信息和可能做的潜在解释。我想让他发展出自己的矫正方法。

表2-1　第2次访谈治疗

情景	幸福感	强度评分（0~100分）
傍晚	见到她我很高兴	40分
在家学习		
Laura 待会儿要过来		

　　尽管如此，我还是在他的日记上写了一点东西（我经常在患者的日记上写服用药物的说明、行为作业以及我认为在访谈中重要的事情）。我要求他每隔一天去一次学校，而且选择一门科目参加考试。他抱怨说，这没有任何意义，我不会再有学习的能力了。我回答他说我们会慢慢找回来的，而且我与他分享了我在11岁时因滑雪摔断腿的故事。骨折很严重，医生打了根钢板在里面。我不得不保持腿部不动3个半月，绝不能站立。等终于到了取钢板的那一天，我想痛苦要结束了。我的父母没有告诉我任何事情；我想我的骨折已经愈合，可以站起来奔跑了。当医生取出钢板的时候，我发现现实并不是我所想的那样：我的腿部肌肉萎缩，我不能屈膝，当我试图站立的时候，我意识到我做不到了。我开始大哭，说我的生命已经被毁掉了，我已经不可能再走路了。我不知道在那段日子里，外科医生的临床选择是否是最好的，但他的回复是："Giovanni，不要哭。这是事情原本该有的方式。现在，你可以开始做些锻炼"（他只是给了我一些提示，但在我住的地方没有任何物理治疗）。"但是记住：有些时候你会感觉自己取得了一些进步，如你能够比前几天屈膝稍微多一些。有时候你会觉得变得更糟糕了，如屈膝更少了。不要担心。按我告诉你的方法坚持去做，你会再次跑起来的。"这就是发生的事情，我经常与患者分享我的故事。心理治疗研究显示，治疗师的自我暴露能够降

低患者的痛苦，而且我一直认为医生传递情感知识与传递技术知识同等重要。

二、第 3 次访谈治疗

2 周后 Tom 带着他的日记复诊。表 2-2 列举了他写的情景当中的一个例子。

表 2-2　第 3 次访谈治疗

情景	幸福感	干扰思维
早上。在家学习	我能够学整整 1 个小时	现在有一些事情将要破坏你的早餐→强迫观念

我必须说明我不知道会发生什么。Tom 是一个聪明、受过良好教育和敏感的年轻人。我想看看，通过一些简单的提示（如我的外科医生给我的那样），他是否能够发展出自己康复的方法。实际上，他不但能够发现幸福感，而且还知道什么东西可以干扰这种感觉。我使用的是合理情绪框架和认知治疗，而且下面我决定选择使用认知模式。因此，我向他解释了什么是自动思维。我使用了 Aaron Beck 关于自动思维的描述。自动思维通常在特定情景中发生，而且不会因为推理或反思的结果产生，只是因为反射生成。他们是相对自动：主体并没有主动地去发动他们，而且关闭它也麻烦。我向 Tom 解释了为什么他的一些思维报告符合 Beck 的自动思维模型。然后我要求 Tom 在他的日记中加入另一个项目（除了情景，幸福感觉，干扰想法），即观察者解释；在这一项目中，他需要写一个观察者（实际上是主体将自己抽离于当时情景）在这些环境中会怎么考虑。与此同时，我继续在日记里开行为处方。除了再次去学校之外，

他已经选择了一门课程的主题作为一项潜在的考试参加。我要求他再次尝试去学习，增加学习的时间（15 min 1 次，然后30 min 1 次，然后 1 h，如此等等）。要求他 2 周后复诊。

三、第 4 次访谈治疗

Tom 向我展示了他的日记，报告了几次能够自我观察幸福的时刻，在幸福干扰和思维之间建立一种联系，而且挑战了他的假设，证明这些假设是不正确的。表 2-3 列举了其中两个例子。

表 2-3　第 4 次访谈治疗

情景	幸福感	干扰思维	观察者解释
下午。我将要去超市	我感觉镇静和放松。这是美好的一天	我不值得拥有这些感觉。我不会好的。我的生活很糟糕→强迫观念	很明显你感觉是好的。你做的事情并没有什么特别
上午。我在家学习	这个上午我做得很好	我能做这些是因为我忘记了内心的骚动	内心并无骚动，只有想法。你并不担心骚动，而是你在寻求痛苦

令我尤其印象深刻的是对第二个情景中写的观察者解释：你在寻求痛苦。我有一种想法，就是像他这样的人对幸福的忍耐度低，且会迅速产生出将他们带回痛苦的想法，他们最终认为痛苦是他们应得的。我想起了我和 George Engel 一起看的患者和他对此患者描述为“痛苦倾向性人格”。

我想起了我高中时在意大利的学习生活。像 Tom 一样，我参加了“经典演讲厅”课程，就是以拉丁语、希腊语和哲学为主要的科目。我并不是特别对拉丁语和希腊语感兴趣（我们为什么不学英语呢?），但是我必须承认它们提供了一个独立的背景。有一个希腊谚语说，如果你太完美，上帝都会嫉妒和打击你的。在很多文化背景下这很明显，就是成功会使你低估所处的环境，让你认为无懈可击，这会使你犯更大的错误。换句话说，就是一个人在处于成功的巅峰时会犯严重错误，而不是在刚开始爬梯子时（每天都有这样的例子，如那些政治家和演员等）。尽管如此，其他人并没有幸福的感觉，而且确实认为他们的成功不能继续。我也想起罗马哲学家 Seneca 和他的观点，幸福是一个学习过程，写作可以提供指导。

在这一点上，我很好奇 Tom 在下一个时间段会发生什么。我称赞了他的努力，而且鼓励他下次带更多的资料复诊。我也鼓励他将更多的时间放在学习和社会活动上。他的强迫行为的频率和强度都有明显下降。

四、第5~7次访谈治疗

第5次访谈内容也是有关他带回来的资料。在一些例子中他不能提供有效的观察者解释，因此我不得不把它加进去。在其他案例中，他写的东西很吸引人。他能够集中注意力的时间在迅速增加，而且他为考试做了一个试验计划。通过分析这些资料，我意识到 Marie Jahoda 和 Carol Ryff 所详细描述的一些心理幸福维度的障碍已经出现，我开始与 Tom 讨论它们。我决定1个月之内再见他时，给他更多的时间去自我努力。

第6次访谈的内容更丰富（表2-4列举出了其中一项）。他的观察者解释开始增加，而且哲学谚语的引用变得丰富起来。尽管如此，我向他解释写日记并不是事件之后必须要做的一项智力练习。当经历幸福干扰时，"体内"可以作为一种预防强迫行为的方法。他的强迫行为在强度、频率和有效的影响方面继续减弱。除了干扰幸福的想法外，我已经没有针对强迫思维使用任何认知重建法。我与 Tom 约定下个月再见。在此期间，他顺利通过了一门考试，而且立即计划下一个考试。第 7 次访谈过后，尽管我仍然怀疑治疗结果的稳定性，而且也不愿意看到治疗成功会发生什么，我仍然决定告诉他我们的治疗将要结束。难道这是因为我的希腊研究？

表 2-4　第 6 次访谈治疗

情景	幸福感	干扰思维	观察者解释
上午。我在学习	我已经能够理解考试中很难的一部分内容。我的状态非常好	现在我又将陷入一些事情中，我的强迫观念又要开始	你能够控制这些。问题是你已经习惯于强迫观念，你焦虑是因为没有强迫观念会产生焦虑。因此，你在寻找它们。但是相反的是今天的困难会越来越容易
晚上。在家。门铃响了，是 Laura	终于知道我是真的期待见到她	现在我的强迫观念要开始出来破坏我的晚上时光了	你是如此害怕有什么来破坏你的幸福，因此你是在召唤它。要习惯于感觉好

五、第 8 次和最后的访谈治疗

1 个月过后，Tom 回来了。很难认出这是我第一次看到的那个学生。他带来了他的日记（表 2-5 列举了几个例子）。我们讨论他是怎样摆脱大部分强迫行为的；他的生活发生了变化，顺利获得大学学位，而且计划研究一些哲学之外的东西。在第 7 次访谈中，我已经提出了准备结束治疗的想法（我必须说，在我们初次见面时，由于我方法的新颖性，对于具体做几次访谈我们并不一致）。我问他是否准备好依靠自己继续治疗。他很坚定地说"是的"。我告诉他，就如我通常对患者说的那样，以后无论在任何情况和任何原因下，我都在这里。他可以打电话或来看我。此外，我想检查他这一年内的进步情况。我为在此相遇中我学到的东西向他真挚地表达感谢。1年后，他很好，而且已经开始攻读市场营销硕士课程。Tom承认"太哲学对我并不好"。我为他和他今后的成就感到骄傲。

表2-5　最后一次访谈治疗

情景	幸福感	干扰思维	观察者解释
上午。在大学里	对我的未来和我与Laura的关系非常乐观	每件事都在迅速变得更好，应该是有欺骗的地方	幸福感不会伤害。担心它是愚蠢的。如果你有正确的态度，你应该建立起它。而且你会有正确的态度的
下午。我大学取得了很好的成绩	情况在好转	我的强迫观念将会回来，而且将会从我开始变好的地方回来	焦虑使你看到一些并不存在的事情。你之所以看见它们是因为你害怕它们。你越是恐惧出现焦虑，焦虑的力量就会越强大。但是你已经学会了怎样去赢

六、治疗后反思

治疗很快结束。我开始思考到底发生了什么。我记得有一天在阿尔伯克基，在精神科周会上，我与一个精神科住院医生和我的导师Robert Kellner讨论一个案例。这例患者对治疗没有反应，我决定给她换另外一种药。她迅速好转起来，我为此提出了一个可能的神经递质机制。住院医生就受体修饰有不同的看法，我们就开始现场讨论。

我们没有注意到有一个护士想说些什么，她没有成功。但是在我们争论的间隙，她说："我不知道怎样去告诉你们这些医生。但是事实是我们忘记了换药，患者一直服用的是以前的那种药。"我当时真想找个地缝钻进去。我为自己和我们愚蠢的讨论很是羞愧。但是 Robert Kellner 一如既往的友好、支持并解释说，这个案例给我们上了很好的一课。当一例患者好转的时候，最可能的解释且需要你们记住的是，这与你做的、开的处方或说的话都没有关系。有很多潜在的解释你甚至没有意识到。只有对照试验才能确定你做的是否有治疗作用。

因此我的第一反应就是：谁知道是什么让 Tom 好转的？也许是我们的融洽关系，我的故事，或是在治疗过程中发生的某些事情。我已经发现一条与以往不同的康复之路，但是我需要用科学的方法去验证它。

参 考 文 献

[1] Horwitz RI, Singer BH, Makuch RW, et al. Can treatment that is helpful on average be harmful to some patients? J Clin Epidemiol, 1996, 49: 395-400.

[2] Abramson J. Overdosed America. New York: Harper, 2005.

[3] Fava GA. Do antidepressant and antianxiety drugs increase chronicity in affective disorders? Psychother Psychosom, 1994, 61: 125-131.

[4] Linden M. How to define, find and classify side effects in psychotherapy. Clin Psychol Psychother, 2013, 20: 286-296.

[5] Barrett MS, Berman J. Is psychotherapy more effective when therapists disclose information about themselves? J Consult Clin Psychol, 2001, 69: 597-603.

[6] Beck AT. Cognitive therapy and the emotional disorders. New York: International Universities Press, 1976.

[7] Engel GL. "Psychogenic" pain and the pain-prone patient. Am J Med, 1959, 26: 899-918.

[8] Jahoda M. Current Concepts of Positive Mental Health. New York: Basic Books, 1958.

[9] Ryff CD. Happiness is everything, or is it? Explorations on the meaning of psychological well-being. J Person Social Psychol, 1989, 6: 1069-1081.

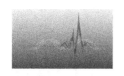

幸福感疗法的效度处理

第 3 章

发现幸福促进测量之后，我意识到有几个步骤需要进一步拓展。即使第 1 例是对治疗方法无效的急性强迫症，我想将此方法应用的领域为情感和焦虑障碍的残余期，尤其是预防复发。正如 Robert Kellner 所教，我需要用对照研究来验证我要用的方法。我需要组建我的研究团队，即相信我和我奇特想法的人。

我即将描述研究的特征是它们不是大样本研究（在意大利，研究经费是很少的），但是在评估工具和方法上是非常仔细的。我个人知道参加的每一例患者。数据用数字呈现，但是我记得真实的患者，他们的面孔，我们的初识。研究的第一个问题是，将要通过药物治疗和（或）心理治疗缓解的情感或焦虑障碍方面所表现出的幸福感是不是比那些从来不患病的健康对照要少。

Carol Ryff 研制出了一个问卷，即心理健康量表（psychological well-being scales, PWB）。尽管如此，在过去的那些年，没有关于它应用于临床的信息。因此我决定实施一个被认为治愈组和对照组之间的小样本对比分析。除了使用自评 PWB 外，我们还使用一个半结构式研究访谈，即抑郁症临床访谈（clinical interview for depression, CID）。它提供了非常准确的抑郁焦虑症状分析，而且可能是能使用的很好的工具。它以前在临床中使用不多，是因为比其他的量表所花时间多。第三个工具是由 Robert Kellner 发明的一个非常简短的问卷，即症状问卷

(Symptom Questionnaire，SQ)。它同时包括痛苦和幸福。幸福量表反映心理状态（放松、满足、身体健康、友谊），这与 PWB 的维度有很大区别。在我们以前的研究中发现这些评估方法很有用。与健康对照组相比，已经处于缓解期的患者仍然表现出很多症状，这与预期相同。但是他们在 PWB 包含的心理健康所有方面的损害明显。我意识到这些患者比以前好，但还没有恢复心理健康。

受到在这些患者中观察到的改善鼓舞，我忘记了仍然存在的问题。这种情景对于验证我的心理治疗测量太理想化。基于我对 Tom 的部分经验的基础上，我制定了治疗草案，即幸福感治疗（well-being therapy，WBT），每一次访谈的表述都是具体的。我们已经对认知行为疗法（cognitive behavior therapy，CBT）治疗抑郁症残余症状有了一些经验，与对照组相比这些经验更有效，而且我认为将两种策略（CBT 和 WBT）进行对比是研究的第一步。

20 例经过行为（焦虑障碍）或药物（情感障碍）治疗成功的情感障碍（抑郁症、广场恐怖症、社交恐惧症、广泛性焦虑障碍、强迫症）患者被随机分配到 WBT 组或 CBT 组，比较对残余症状的疗效。经过 CID 和 PWB 健康评定，WBT 和 CBT 两组的残余症状均显著下降。尽管如此，当对比两组治疗后的残余症状时，经过 CID 测评，WBT 明显优于 CBT。WBT 在 PWB 幸福指标明显升高，尤其是在个人成长量表。因为样本量小，在解释差异时要慎重，而且需要特定情感障碍或焦虑障碍的大样本来进一步研究。

这些初步研究结果提示 WBT 在这些障碍残余期的可行性。残余症状的改善可以用积极影响和消极影响的平衡解释。如果精神症状的治疗提高了幸福感，确实如此，与描述症状的亚量表相比，描述幸福感的亚量表对药物效果更敏感。可想而知，幸福感的改变可能影响积极情感和消极情感之间的平衡。在这种意义上，本研究中用 WBT 观察到的更大程度的症状改善并不奇怪：在情感障碍急性期，症状的消除可能是产生最实质性改善的原因，但是在后期的症状残余可能正好与此相反。

一、巨大挑战

与其他在抑郁领域的研究者相同，我尤其关心的是抑郁症的复发高风险。想让患者得到改善已经不易，更难的是让他们一直保持良好状态。我们已经实施了一项小样本对照研究来探索处理残留症状的效果，即认知行为疗法对复发率的影响。与对照组相比，4 年后有显著性差异，但 6 年后没有。我认为我所介绍的方法（序贯治疗策略：首先是抗抑郁药物治疗，然后用 CBT 处理残余症状）是好的，但并不充分。我想在严重复发性抑郁症患者中重复这项研究，复发性抑郁症概念是单相抑郁后复发不少于 3 次，距离本次症状发作之前的最后一次发作不超过 2.5 年。尽管如此，在这次治疗方案中我想加入 WBT 与认知行为疗法一起改善处理残留症状和修正生活方式。40 例曾经成功用抗抑郁药物治疗的复发性抑郁症患者被随机分配到包含 WBT 组或临床管理组。在临床管理组中，我们使用了相同次数访谈。临床管理组包括回顾患者临床状态和在必要时向其提供支持和建议。我们给了患者一些特定的干预方法，如暴露策略、写日记和认知重建也都进行了描述。目的是将试验组与接受包含多种心理治疗所共有的非特异性治疗成分组进行对比（表 3-1）。

在这两组患者中，抗抑郁药物均逐渐减量至停用。与临床管理组相比，接受 CBT 和 WBT 治疗组在药物停用后显示出更低水平的残留症状。在随后的 2 年随访研究中，CBT 也导致了更低的复发率（25%），而临床管理组是 80%。在 6 年的随访研究中，CBT 组的复发率是 40%，临床管理组是 90%。当考虑多重复发时，同时接受 CBT 和 WBT 治疗组显示出更低的复发率。即使这是个小样本初步研究，其结果令人印象深刻：超过 1/2 的接受 CBT 和 WBT 的患者在 6 年的随访研究中状态良好，而且不再服用药物。

表 3-1　大多数心理治疗常见的非特异性治疗成分

治疗成分	特征
注意	特定时间下治疗师可完全利用
暴露	患者分享想法和感觉的机会
高唤醒	与提供帮助的人之间的吐露情感和信任的关系
解释	对患者问题和困难貌似有理的解释
仪式	需要患者和治疗师都要积极参加的过程

此项结果被三项独立的研究证实。德国的一个多中心试验，180 例有 3 次及以上复发史的抑郁症患者被随机分配到 CBT、WBT、正念认知治疗三者联合治疗组或指南性心理教育。即使其后的随访时间限制为 1 年（在我们的研究中，主要改变是 1 年后发生的），而且继续使用药物，试验治疗组在高复发风险的抑郁症患者仍然有显著的效果。

在美国，Kennard 等将我们在成人中使用的序贯疗法应用于 144 例儿童和青少年抑郁症患者。他们使用氟西汀治疗 6 周，将有足够疗效的患者随机接受持续的药物治疗或 CBT 治疗以及在药物治疗基础上加 WBT 治疗来处理残余症状。CBT 和 WBT 联合治疗对降低复发风险是有效的，这个发现在有关儿童和青少年抑郁症的文献中很特殊。但与我们最初的研究不同的是，该研究在 CBT 和 WBT 联合治疗组没有停止药物治疗，而残余症状等问题本身可能与长期应用抗抑郁药有关。

第三项研究来自于伊朗的 Moeenizadeh 和 Salagame。40 例高中或大学抑郁症患者被随机分配到 WBT 或 CBT。结果明确显示，WBT 在改善抑郁症状方面明显优于 CBT。抑郁症的严重程度没有被特别评估，而且症状可能较轻。然而结果依然令人印象深刻。

二、理解幸福感疗法的特异性

我们研究小组对于所研究的处理复发抑郁的方法非常满意。Chiara Rafanelli 负责实施所有不同治疗组的盲法心理评估，在与她讨论数据时，发现一个重要的问题。WBT 的特定作用是什么？在我们以前不包括 WBT 的治疗中，其结果并不积极，但这也不意味着 WBT 在其中起重要作用。

因此，Chiara Rafanelli 和我决定实施另一项对照研究。这次我们研究的主体是一个很普通的焦虑症、广泛性焦虑。我们得出结果，即 CBT 和 WBT 序贯联合治疗在急性期是很好的选择，但是与仅实施 CBT 相比，这种联合治疗是不是更好呢？ 20 例 GAD 患者被随机分配到 CBT 的 8 次访谈治疗组，或 CBT 后接受 4 次 WBT 访谈的序贯治疗组。两组的焦虑都明显下降。尽管如此，就 CID、PWB 和 SQ 测评的症状减少和心理健康改善方面而言，CBT/WBT 序贯联合治疗明显优于 CBT。这些结果提示增加 WBT 对治疗 GAD 的可行性和临床优点。对这些结果可能的解释是，与传统认知治疗监测痛苦相比，对幸福自我监测可能导致更全面的对自动思维的识别，因此带来更有效的认知重建。这些结果也为我们的假设提供支持，即 WBT 有某些 CBT 不具备的优势。

三、环性心境障碍的处理

之前我们定义 WBT 主要为增加受损人们心理健康的工具。

但是，在我们的临床实践中，观察到有这些心理维度的患者是被夸大或不现实的，如环境的压力迫使他们接受更多的挑战或处于极其紧张的情况。WBT 的角色只是简单的幸福增强剂或能够起到稳定的功能。

因此，我们决定使用 WBT 治疗循环情感障碍（包括轻度或中度的情感、思维和行为的波动，这些波动未达到某种抑郁症或躁狂症的正规诊断标准）。它是一种常见的残余状态，但是由于没有专属治疗药物，因而没有引起很多注意来研究。62 例环性心境障碍患者被随机分配到 CBT/WBT 联合的序贯治疗组和临床管理组，并进行 1~2 年的随访研究。用 CID 和 Per Bech 及其团队研发的躁狂量表评估症状。治疗结束后，发现一个显著的差异，即与临床管理组相比，CBT/WBT 组症状改善更多。在随访的 1~2 年里，治疗效果持续存在。此结果显示，WBT 能够处理情感波动的两极和共病焦虑，而且对环性心境障碍有明显且持久的效益。

四、幸福感疗法的作用是什么？

在本章中总结的研究和其他将要在后续章节讨论的研究共同提示，与原来的假设相比（在情感和焦虑障碍残余期改善复发），WBT 的潜在作用更广泛。为这些研究制定草案和在临床实践中运用 WBT，为 WBT 原始构想的精练和完善铺平了道路。由于 Elena Tomba 的贡献，2009 年进行第一次修改。后来当美国 CBT 领军人物 Jesse H. Wright 开始使用 WBT 时做了进一步补充。在本书第二篇，我将描述在临床实践中怎样具体实施 WBT。在讨论临床评估的章节之后，将描述 8 次访谈程序。如果需要，这种形式可以扩展至 12 次甚至更多，或是先实施 CBT 之后减至 4 次。

参 考 文 献

[1] Ryff CD. Psychological well-being revisited. Psychother Psychosom, 2014, 83: 10-28.

[2] Guidi J, Fava GA, Bech P, et al. The clinical interview for depression: A comprehensive review of studies and clinimetric properties. Psychother Psychosom, 2011, 80: 10-27.

[3] Kellner R. A symptom questionnaire. J Clin Psychiatry, 1987, 48: 268-274.

[4] Rafanelli C, Park SK, Ruini C, et al. Rating well-being and distress. Stress Med, 2000, 16: 55-61.

[5] Fava GA. Well-being therapy: conceptual and technical issues: Psychother Psychosom, 1999, 68: 171-179.

[6] Fava GA, Grandi S, Zielezny M, et al. Cognitive-behavioral treatment of residual symptoms in primary major depressive disorder. Am J Psychiatry, 1994, 151: 1295-1299.

[7] Fava GA, Rafanelli C, Cazzaro M, et al. Well-being therapy: a novel psychotherapeutic approach for residual symptoms of affective disorders. Psychol Med, 1998, 28: 475-480.

[8] Fava GA. The concept of recovery in affective disorders. Psychother Psychosom, 1996, 65: 2-13.

[9] Fava GA, Grandi S, Zielezny M, et al. Four-year outcome for cognitive behavioral treatment of residual symptoms in major depression. Am J Psychiatry, 1996, 153: 945-947.

[10] Fava GA, Ruini C, Rafanelli C, et al. Six-year outcome of cognitive behavior therapy for prevention of recurrent depression. Am J Psychiatry, 1998, 161: 1872-1876.

[11] Fava GA, Rafanelli C, Grandi S, et al. Prevention of recurrent depression with cognitive behavioral therapy: preliminary findings. Arch Gen Psychiatry, 1998, 55: 816-820.

[12] Frank JD, Frank B. Persuasion and Healing. Baltimore: The Johns Hopkins University Press, 1991.

[13] Fava GA, Sonino N. Psychosomatic medicine. Int J Clin Practice, 2010, 64: 999-1001.

[14] Fava GA, Ruini C, Rafanelli C, et al. Six-year outcome of cognitive behavior therapy for prevention of recurrent depression. Am J Psychiatry, 2004, 161: 1872-1876.

[15] Stangier U, Hilling C, Heidenreich T, et al. Maintenance cognitive-behavioral therapy and manualized psychoeducation in the treatment of recurrent depression: a multicenter prospective randomized controlled trial. Am J Psychiatry, 2013, 170: 624-632.

[16] Kennard BD, Emslie GJ, Mayes TL, et al. Sequential treatment with fluoxetine and relapse-prevention CBT to improve outcomes in pediatric depression. Am J Psychiatry, 2014, 171: 1083-1090.

[17] Offidani E, Fava GA, Sonino N. Iatrogenic comorbidity in childhood and adolescence: new insights from the use of antidepressant drugs. CNS Drugs, 2014, 28: 769-774.

[18] Moeenizadeh M, Salagame KKK. The impact of well-being therapy on symptoms of depression. Int J Psychol Studies, 2010, 2: 223-230.

[19] Fava GA, Ruini C, Rafanelli C, et al. Well-being therapy of generalized anxiety disorder. Psychother Psychosom, 2005, 74: 26-30.

[20] Beck AT, Emery G. Anxiety disorders and phobias. Cambridge, MA: Basic Books, 1985.

[21] Fava GA, Rafanelli C, Tomba E, et al. The sequential combination of cognitive behavioral treatment and well-being therapy in cyclothymic disorder. Psychother Psychosom, 2011, 80: 136-143.

[22] Bech P, Kastrup M, Rafaelsen OJ. Mini-compendium of rating scales for states of anxiety, depression, mania, schizophrenia with corresponindg DSM-III syndromes. Acta Psychiatr Scand, 1986, 73 (Suppl 326): 1-37.

[23] Fava GA, Tomba E. Increasing psychological well-being and resilience by psychotherapeutic methods. J Pers, 2009, 77: 1903-1934.

[24] Wright JH, McCray LW. Breaking free from depression. Pathways to wellness. New York: The Guilford Press, 2012.

第 2 篇

幸福感疗法的八次访谈型治疗方案

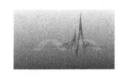

初步评估

第 4 章

初步评估的范围是评估幸福感疗法特定案例的可行性。在过去的 20 年里，临床上遵循的是一个过分简单和还原主义的方法，在循证医学中产生了以下的逻辑顺序。最重要的是得到一个诊断；如果某种治疗（如一种药物）在随机双盲对照试验中发现是有效的（通过称为"荟萃分析"的统计程序总结），其方法就应该被应用。如 Healy 评论，"随机安慰剂对照试验本来只是为了揭露治疗偏倚，但是现有的医学实践已经将其转换成必须执行的技术"。无论是在抗抑郁药的安慰剂组、抗精神病药组还是心境稳定剂组试验都建议我们不能如此轻易地使用药物。而这些临床试验一旦写入指南，就已经成为了强制的治疗手段。

或许作为药物的反应促使精神药物的普遍性消费，心理治疗也遵循了相似的路线。如果一种心理治疗在特定诊断组是有效的（如惊恐障碍），其方法应该被应用。这一系列的论断忽略了一个事实，即没有 100% 有效的治疗方法，在某些情况下可能适得其反，就如在第 2 章讨论的那样。认知行为治疗对惊恐障碍非常有效，这一点已经得到了认可，但在临床中，我并不会建议每一个惊恐障碍的患者都使用这个方法。我的决定取决于更广泛的临床评估。

Chiara Rafanelli、Elena Tomba 和我讨论了单纯精神病的诊断，如精神障碍诊断和统计手册（DSM）中的描述不足以阐明临床的诊疗过程。首先，仅依赖于有限的症状而产生的诊断标准是有限的，弱化了临床诊疗的过程，不能反映精神科临床实践决策下的复杂临床思维过程。我们需要收集更广泛的信息，包括应激、生活方式、亚临床症状、疾病行为、心理幸福感、人际关系和社会支持等因素。

　　其次，我们需要将这些临床数据组成一个全面的临床推理框架。我们建议使用由临床心理学教授 Paul Emmelkamp 和他的在阿姆斯特丹大学小组研制的宏观分析框架。这个框架包括了对于共同发生的症状与问题之间建立联系。宏观分析不仅不受诊断本身的限制，就如 DSM 中的共病概念，也不受临床医生判断限制而影响患者的生活。宏观分析源于此种假设，在大部分情况下，它们是不同问题领域的功能性关系，在干预的过程中，诊疗目标也不断变化，不同的时间点可选择不同的治疗路径。分层组织取决于各种因素［紧急的、治疗工具的可用性、医生和（或）患者制订的优先权等］，如对于一个符合 DSM-V 抑郁障碍诊断标准的患者（图 4-1）表现为抑郁发作，由于兴趣的缺失和易激惹，导致了家庭问题和社会活动的退缩。抑郁症是一种严重疾病并伴有焦虑症状。宏观分析可以帮助识别特定情况下的主要问题。临床判断决定了优先干预的重点，在这种情况下，最迫切的治疗应该是使用抗抑郁药。然而，宏观分析则对病程的纵向发展和治疗的反应显得尤为重要。当一线治疗（药物治疗）改善了抑郁症状后进行重新评估时，需要关注的其他领域就浮现出来（图 4-2）。除了已经识别出来的家庭问题，患者可能透露社交恐惧和无能感，这些在首次评估时并不能清晰地得以评估。这样，临床医生将面临 3 个看似独立，但相互联系的问题。这样就可能判断这些问题与抑郁症状未完全缓解相关，会增加药物剂量或采用增效策略。他（她）会根据图 4-2 中描述的所有问题，在序贯治疗的模型中采用完全不同的治疗（如心理治疗）。另一个选择是根据层次推理，只解决当前的一个问题。图 4-2 所示的案例中，社交恐怖症给予的优先治疗是认知行为治疗。焦虑障碍的治疗是否会导致无能感和家庭问题的改善，抑或是 WBT 治疗的指征？在这种情况下，WBT 将是对 CBT 很好的补充。宏观分析应用的案例在专门的著作中有进一步介绍。

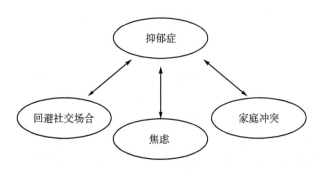

图 4-1　抑郁患者的宏观分析（阶段 1）

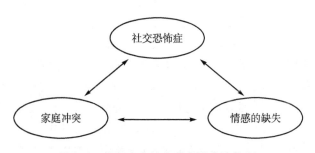

图 4-2　抑郁患者的宏观分析（阶段 2）

在确定治疗方法应用方面，关键的第三点是患者的治疗史。Elena Tomba 发现，在常规条件下患者被纳入试验中，而不会考虑其治疗的病史，并将他们定义为"无处不在的患者"。在第一个案例中，应用了 WBT（第 2 章）治疗史是我尝试新的治疗方案的一个影响因素。

临床医生倾向于在日常实践中应用这一推理，即使该推理没有被正式认可（他们甚至没有意识到，如他们正在应用宏观分析），随机对照试验对所有入组的患者采用了固定的治疗方案。WBT 在环性心境障碍的研究中则是个例外，我们在前面的章节有相关讨论。在那项研究中，宏观分析用于指导试验组的临床治疗。

WBT 并不适合于所有符合 DSM-Ⅴ某种特定诊断的患者。而是要遵循应用宏观分析后形成的临床推理和案例分析。它应该应用疾病发展过程中的特定时期，以及对治疗效果的评估。治疗的次数也要反映这一推理过程。

WBT 应用中的一个问题是，单独应用还是在 CBT 之后应用，这要求对心理健康进行具体评估。前面提到了两个量表PWB 和 SQ，用于评估幸福感的不同侧面。PWB 是一个半结构式访谈问卷，可以增加与患者的互动，并得到其反馈信息。然而，在本研究的临床试验中，治疗师对于 PWB 和 SQ 评分不知情；在临床实践中，我从未系统应用过这些问卷，通常应用CID。WBT 被证明对抑郁症、广泛性焦虑、环性心境障碍有效。但是，很有可能对其他障碍也有效，但需要对照研究进行评估（在这本书的第三篇中，我们将讨论这些潜在的应用领域）。

通常，WBT 难以作为急性精神障碍的一线治疗选择。它可能更适合作为第二线或第三线的治疗选择。临床上绝大多数患者的病情是复杂的、慢性的，这与研究中招募的有症状志愿者不同，在美国这一点尤为突出。相信一个疗程的治疗足以产生持久的、令人满意的病情缓解只是简单的一厢情愿（即循证医学的过度简单化）。

在接下来的章节，将概述 8 次治疗程序，需要记住的是WBT 在结构和时间上变化很大，这取决于干预的目的和不同阶

段。WBT 是一个短期的心理治疗策略，在必要时可以扩展到 12
次或更多的治疗次数。当与 CBT 结合应用时，访谈次数可以缩
减到 4 次（见第 14 章），每期访谈的持续时间在 40~50 min。访
谈间隔 2 周，在必要时可以缩短到 1 周或延长到更长时间。

参 考 文 献

[1] Fava GA, Guidi J, Rafanelli C, et al. The clinical inadequacy of evidence-based medicine and a need for a conceptual framework based on clinical judgment. Psychother Psychosom, 2015, 84: 1-3.

[2] Healy D, Irrational healers? Psychother Psychosom, 2008, 77: 198-200.

[3] Marks IM. Fears, phobias and rituals. New York: Oxford University Press, 1987.

[4] American Psychiatric Association. Diagnostic and Statistical Manual of Mental Disorders (DSM-5). Washington, DC: American Psychiatric Association, 2013.

[5] Fava GA, Rafanelli C, Tomba E. The clinical process in psychiatry: a clinimetric approach. J Clin Psychiatry, 2012, 73: 177-184.

[6] Fava GA, Sonino N, Wise TN (ed). The Psychosomatic Assessment. Basel: Karger, 2012.

[7] Emmelkamp PMG, Bouman TK, Scholing A. Anxiety disorders. Chichester, UK: Wiley, 1993.

[8] Fava GA, Rafanelli C, Tomba E, et al. The sequential combination of cognitive behavioral treatment and well-being therapy in cyclothymic disorder. Psychother Psychosom, 2011, 80: 136-143.

[9] Tomba E. Nowhere patients. Psychother Psychosom, 2012, 81: 69-72.

[10] Ryff CD. Psychological well-being revisited: advances in the science and practice of eudaimonia. Psychother Psychosom, 2014, 83: 10-28.

[11] Kellner R. A symptom questionnaire. J Clin Psychiatry, 1987, 48: 268-274.

[12] Fava GA, Tomba E. Increasing psychological well-being and resilience by psychotherapeutic methods. J Pers, 2009, 77: 1903-1934.

[13] Guidi J, Fava GA, Bech P, et al. The clinical interview for depression: A comprehensive review of studies and clinimetric properties. Psychother Psychosom, 2011, 80: 10-27.

[14] Vanheule S, Desmet M, Meganck R, et al. Reliability in psychiatric diagnosis with DSM. Psychother Psychosom, 2014, 83: 313-314.

[15] Zimmerman M. Screening for bipolar disorder. Psychother Psychosom, 2014, 83: 259-262.

[16] Cosci F, Fava GA. Staging of mental disorders: a systematic review. Psychother Psychosom, 2013, 82: 20-34.

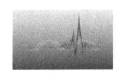

第1次访谈治疗

第5章

第1次访谈时首先要了解患者目前存在的问题和既往药物治疗及心理治疗史，重点探索对以前的经历、成就以及挫败的感受。这种探索一般通过开放式问题进行，既可以有机会澄清事实，也可以对特定问题加以提问。它对临床医生而言也是一个机会，可以对患者通常采取的应对行为进行评估，此种初步评估并不需要尽善尽美。如果有可能，患者将来也有机会分享自己的经历和感受。初步评估的时长并不固定，但在任何个案中，都有必要留出至少15 min对治疗过程进行一个总体概述。医生需注意：如果患者以前接受过评估及治疗，他会将所有的注意力几乎集中于痛苦的感受及其导致的后果。这样一来，就不由自主地强化了患者生活中消极方面（"告诉我，你错在哪里，应该怎么做"）。也就是说，我们所关注的是痛苦的体验以及什么是错误的，但是我们的治疗是关注生活中积极的一部分，并且消除阻碍其充分发展的因素。我相信，我们能够做到。

要求患者以结构式日记的方式记录自身的幸福感受，评分等级为0~100分，0分代表缺乏幸福感，100分代表所感受到的最强烈的幸福（表5-1）。在布置此项家庭作业时，患者经常会反对，说他们将会带来一个空的日记本，因为他们根本感受不到幸福。医生可以这样回答，这些时刻确确实实存在着，只不过没有被注意到而已。因此，需要他们去觉察。Jesse Wright 和

Laura McCray 提出"幸福检测表",即采用 0~100 分等级划分来评估幸福的总体感受和特定情境下的幸福感。我们每个人也应该时不时检测一下自己的幸福感,看出我们在日常的生活中是如何提升幸福感的。建议使用修订版的"幸福感检测表"(表5-2)。但它只是作为一个辅助的评估工具,并不是表 5-1 中的家庭作业的一部分。

表 5-1　幸福日记模板

情境	幸福感	强烈程度* (0~100 分)

注:*. 0 分代表完全没有幸福感;100 分代表所感受到最强烈的幸福

表 5-2　幸福感检测表

请您给自己的幸福感打分,用 0~100 百分制记录(0 分=幸福感缺失;100 分=最强烈的幸福感)

1. 我的总体幸福感_____
2. 对于身体状态,我的幸福感_____
3. 生活状况使我感受到的幸福_____
4. 既往岁月里对于自身成长和发展,我感受到的幸福感_____
5. 对未来的把控使我感受到的幸福_____
6. 我在坚持自己的原则上能感受到的幸福_____
7. 当追忆自己的一生时,我对现在的结局感受到的幸福_____
8. 从与他人的关系中感受到的幸福_____

幸福感疗法最重要的部分也可以理解为两次治疗之间的时间间隔,因为这正是患者实际经历的。WBT 没有原则和理念的先验解释，甚至不是我们通常所理解的幸福。这将在适当的时候出现，它只是特指我们的经历及情感。如果想让患者最大限度地释放其能量，就不能使用过于僵化的、预设的框架去束缚他们。我们需要去探索每一个人的特性和价值。

临床医生通过介绍自我治疗的概念来结束本次会谈："如果医生发现你有高胆固醇血症，他可能会开一些降低胆固醇的药物；但是，医生也会给你提出一些有益的建议（如某些食物、体育锻炼）以及什么对健康有害（比如高胆固醇食物、缺乏运动、吸烟），后者就是自我治疗，它的作用和药物一样重要。我们所说的自我治疗并非这么简单，但它遵循同样的治疗原则"。

因此，我们要求患者在下次会谈前的 2 周时间里记录评估日记。"这是我们共同的第一步，是非常重要的，你可以每天记日记，或做一个阶段总结报告。我不在乎使用哪种方式，但我真的非常期待阅读它。"会谈的目标内容总结如下。①患者讲述自己的感觉，现在和既往的痛苦经历以及治疗过程；②介绍关于 WBT 的结构和形式，包括预计会谈次数、每次的时长和间隔时间，以及预留的家庭作业；③建立首次会谈的沟通渠道，奠定治疗联盟的基础；④介绍自我治疗的概念；⑤布置第一次家庭作业（幸福日记）。

参 考 文 献

[1] Wright JH, McCray LW. Breaking free from depression. Pathways to wellness. New York：The Guilford Press, 2012.

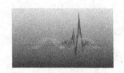

第 2 次访谈治疗

第 6 章

　　患者再次返回时会出现多种可能性。最理想的情况是患者带回自己的幸福日记或至少在一张纸上简述了点滴感受。我个人强调传统写作的重要性，并且不鼓励借助于电脑写日记，当然，这是我对自己患者的要求，年轻的 WBT 治疗师可能不这样要求。如果患者带回日记，在检查日记之前，我一定会祝贺患者，这是治疗的原则。如果患者两手空空，这次会谈中，我会花一些时间探讨目前的状态、可能的阻抗、困难以及误解，之后我将明确地告诉患者，除非自我治疗开始，否则我们将停滞不前。

　　在建立该治疗理论的过程中，我得益于以往对恐怖症尤其是伴有广场恐怖症和社交恐怖症的惊恐障碍的行为治疗经验。特别是在对待患者家庭作业的问题上，我了解到什么是最重要的，即转变是一步一步缓慢发生的，而并非一蹴而就；而且一开始并没有认知重构和暴露治疗参与（我将在第 17 章讨论）。监测幸福的经历和感受有助于患者自我觉察，其本身就是治疗的一部分。

　　Meehl 所描述道："与中等度或高度享乐能力者相比，低享乐能力患者应该更加重视如何记录自己活动的'享乐簿记'。换言之，对一个先天缺乏享乐能力的人来说，通常在选择朋友、工作、生活的城市、任务、喜好以及运动等是否有着相当的能

力和睿智显得更为重要"。下面用 Meehl 的两个对照研究以
佐证。

　　然而，在与患者讨论幸福日记之前，我要先问他（她）感
觉如何，以及这 2 周过得如何。我不想给患者传达这样的印象：
我只对他（她）拿回来的"作品"感兴趣［尽管我向他（她）
讲述家庭作业很重要并对他（她）能够完成表示赞赏］，并且我
希望向患者传递这样一个信息：我所关心的是他（她）本人，
而并非是他（她）做的事情。这样做其实是节约了我们的会谈
时间。因为如果患者有顾虑，而他（她）不愿把他（她）的顾
虑讲出来，那么他（她）就不能专注于我们的治疗，所以看似
浪费时间，而实际上节约了时间成本。访谈其中一个任务是检
查家庭作业，如第 2 章所提到的哲学生以及表 2-1 的例子，通
常他（她）感受到幸福的情景会很少并且幸福感评分也会较低。
具体描述如表 6-1。

表 6-1　Alex 的幸福日记

情境	幸福感	强烈程度（1~100 分）
我必须处理工作中的困难	事情的结局比我想象得好	30 分

　　举一个关于 Alex 的例子，他是一名销售员，要去拜访一名
客户，而这名客户近几个月来工作不顺利，不断抱怨产品的质
量以及不良服务给自己带来的伤害。拜访前 Alex 感到非常紧张
和焦虑，但是事情并非他想象的糟糕，在离开这位客户之后他
如释重负，有好几个小时都感觉很放松。

　　在这一阶段，重要的是与患者识别和探讨幸福的来源。
①幸福可能仅是一种感觉，是焦虑、苦恼解除后的结果，就像
Alex 的例子。很多患者之所以感受到精神痛苦，是因为缺乏充
分赞赏。患者有时候会提到，这种体验是自发性的；而另一些

案例只有在特殊问题下才发生（但是却很少被提及）。由于精神痛苦很泛化，而且经常没有明确的原因，因此，比大多数形式的躯体痛苦更糟糕。精神痛苦调查问卷描述了一些精神痛苦的特征，在自评量表中也有描述。悲伤指的是空虚感、失去意义和精神上的苦楚。悲伤情绪可以和焦虑情绪或抑郁情绪同时存在，也可以单独存在。因此幸福感可以是与精神痛苦割裂的结果。在任何情况下，要强调痛苦是间断性的，而我们应该抓住没有痛苦感觉的那些时间段。②幸福感也和患者特定的自身经历有关，认知疗法中使用"令人愉悦的活动"这样的术语可能在这里会产生误导。我们特别希望能找到用来定义"最佳的"或"流畅"经历的适合术语。其特征表现为明确的目标、及时反馈、与个人技能相匹配的高挑战、意识和行为的融合相协调、当前任务的专注力、情境的知觉控制、自我意识的丧失、时间感的改变以及内在动机。关于该主题的大量研究强调了高挑战与充分的个人技能相匹配，这种匹配是动态变化的，因为高挑战的感知会促进相关个人技能的提升。反之，提升的技能会激励个体去接受需要更高技能的更复杂的挑战。横断面研究发现，最佳的经历可以发生在任何日常生活情境中，如工作、学习、运动、艺术创作和休闲时。因此，患者要讲述他们是否在日常生活中感受到了最佳的经历，并邀请他们在日记中列出相关的活动和情境。患者在这样的活动中花费了多少时间？最近这样的时间是否减少？然后鼓励患者积极寻找更多的最佳经历并在日记中记录。

精神痛苦调查问卷（MPQ，Fava VA）

精神上或心理上的痛苦是生活的一个组成部分，它不同于身体疼痛。我们想了解过去 1 周您的精神痛苦经历。答案没有对或错。请您在短时间内完成下面的问卷。

1. 我感到痛苦　　　　　　　是　　　　　　否

2. 我心碎了	是	否
3. 我再也找不回失去的东西了	是	否
4. 我的痛苦无处不在	是	否
5. 我的痛苦无时不在	是	否
6. 我不知道为什么如此痛苦	是	否
7. 我感到空虚	是	否
8. 我的生活没有意义	是	否
9. 我的痛苦不会消失	是	否
10. 只有死亡才能结束痛苦	是	否

我们还需要关注患者对幸福感的经历和感受的评分。如果分值一直较低（如 30 分），治疗师要询问患者 70%或 80%的分值可能代表了什么。这样做的目的是避免患者只专注于较低水平的幸福感。在第 1 次访谈治疗时，我们不对幸福感进行定义，也不介绍在 Jahoda 模型中所描述以及在 Ryff 调查问卷中提及的心理学维度的标准。

在向恐怖症患者布置家庭作业的时候，我需要在他们的日记本上写下作业的具体内容。起初我经常额外写一些句子来帮助患者调整他们的行为（"这个行为很好""你不必逃离"）。渐渐地，我在日记里增加一些我们曾经讨论过的、我认为重要的问题。Robert Kellner 经常提醒我，医生很少做教育活动（经常少于 10%），但是，令人信服的是，患者会接收到他们告知的100%的信息。由此，我开始在日记本上写一些鼓励的话及细致的行为处方，我定义为"我们的日记"。

要求患者坚持用日记监测自己的幸福感，寻找最佳的内心体验。在 2 周后的下一次会谈结束时，要求患者的日记内容要更丰富、更详尽，如表 6-2 所示。我关注的是什么过早地中断了幸福感，究竟是想法还是行为。第二次会谈的主要目标如下。①评估患者 2 周来的总体状况；②检查幸福日记，分析完成作业的困难因素；③开始去理解哪些感觉或经历可以让患者感觉更好；④介绍最优体验的概念；⑤介绍识别中断幸福感的行为及想法；⑥布置下一次的家庭作业（幸福日记）。

表 6-2　幸福日记

情境	幸福感	妨碍幸福的想法和行为
感受到幸福的地方	幸福的特征和强度	什么终止了幸福感

参 考 文 献

［1］Fava GA, Rafanelli C, Grandi S, et al. Long-term outcome of panic disorder with agoraphobia treated by exposure. Psychol Med, 2001, 31: 891-898.

［2］Fava GA, Grandi S, Rafanelli C, et al. Long-term outcome of social phobia treated by exposure. Psychol Med, 2001, 31: 899-905.

［3］Emmelkamp PM. Self-observation versus flooding in the treatment of agoraphobia. Behav Res Ther, 1974, 12: 229-237.

［4］Meehl PE. Hedonic capacity: some conjectures. Bull Menninger Clin, 1975, 39: 295-307.

［5］Emmons RA, McCullough ME. Counting blessings versus burdens: an experimental investigation of gratitude and subjective well-being in daily life. J PersSocPsychol, 2003, 84: 377-389.

［6］Burton CM, King LA. The health benefits of writing about intensely positive experiences. J Res Personal, 2004, 38: 150-163.

［7］Tossani E. The concept of mental pain. Psychother Psychosom, 2013, 82: 67-73.

［8］Csikszentmihalyi M, Csikszentmihalyi I (eds). Optimal Experience. Psychological studies of Flow in Consciousness. New York: Cambridge University Press, 1988.

［9］DelleFave A, FavaGA. Positive psychotherapy and social change. In

Biswas-Diener R （ed） Positive psychology as social change. New York：Springer，2011：267-291.

[10] DelleFave A. Past，present，and future of flow. In David SA，Bomwell I，Conley Agers A （eds） The oxford handbook of happiness. Oxford：Oxford University Press，2013：60-72.

[11] Jahoda M. Current concepts of positive mental health. New York：Basic Books，1958.

[12] Ryff CD. Psychological well-being revisited：advances in the science and practice of eudaimonia. Psychother Psychosom：2014，83：10-28.

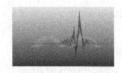

第 3 次访谈治疗

第 7 章

这一阶段的治疗重点是加强患者对幸福感的自我监控能力，识别导致幸福感过早中断的思想、信念和行为。

医生会询问患者在完成家庭作业时是否遇到困难。如果是，找出困难所在。医生对患者完成的作业加以赞扬。如在前面提到的 Alex 的案例，一些想法就显现出来（表7-1）。

表 7-1　Alex 的幸福日记

情境	幸福感（0~100分）	干扰的思想或行为
我必须处理一个工作上棘手的问题	比我想象的要好（30分）	我很幸运，但运气不会持久

这与 Alex 和 Becker 的理性情绪疗法及认知治疗自动化思维中，寻找不合理的、压力诱发的思维方面的相似性显而易见。但是，自我监测的触发点不同，此处是基于幸福感，而不是苦恼。即使 WBT 中，源于理性情绪疗法的技术也在应用，但在所有的研究包括我的临床实践中，参考了认知行为的模式。

可以应用日记中的实例或附加解释向患者介绍自动化思维的概念。自动化思维可以是一种想法或视觉形象，除非注意力特别关注于此，否则意识不到。它们被个体识别为客观事实，并且对此坚信不疑。自动化思维可在消极情绪之前出现（根据 CBT 认知模型），但也会导致幸福感中断，也可能伴或不伴消极情绪出现。由于这些思维是自动的、习惯的、可信的，个体几乎不会去质疑它的正确性。它们的识别并非易事，需要特别的练习。如果开始阶段不能识别自动化思维，患者也不必感到沮丧。如果很容易就被发现，那就不是自动化思维了。这个阶段很关键，治疗师可以识别未受非理性或自动化思维影响的心理幸福感及相关因素。治疗师通过恰当的问题来挑战这些想法，如"有何证据支持或反对这一想法？"或"你的思考是基于全或无的概念吗？"

然而，幸福感的过早中断不仅与思维和信念相关，也可能是某个特定行为的结果。根据表 7-2，如果按 Alex 的说法他与客户的关系纯粹靠运气，他那天就不会决定面对风险，去逃避在开始看来有挑战的其他机会。Alex 可能决定不去拜访其他客户，这样他就可能会放弃重要的机会。

表 7-2　幸福日记

情境	幸福感（0～100 分）	干扰的思想或行为	观察者解释

对患有广场恐怖症的个体，他会恐惧，并回避逃离困难的场所（如公共交通工具、密闭空间或拥挤的人群）。我发现这些患者也会刻意避免前往那些必要的和必需的场所。他们的生活表面看来一切如常（如去上班，去商店），但回避已经在其生活上蒙了一层微妙的约束。同样，Alex 只是处理了熟知的部分。他刻意地避免了新的状况，因为他深信自己无法处理，而且自

己的无能也会被暴露。这需要细致地暴露家庭作业，来帮助患者接受合理的挑战，将在下面的章节详细介绍。

临床医生也要关注何种类型的情景/活动与高水平的愉悦感和掌控感相关。注意力尤其指向最佳体验。Massimini 和 Delle Fave 认为最佳体验是生命历程中引导心理选择的"心灵指南针"（心理选择是个体优先培养的一套特别的兴趣、关系、价值和目标）。这并非简单的一种愉快的体验，在某种程度上总结了个体一直为之奋斗的内容。如我穷尽一生的精力去帮助罹患痛苦的患者。我把时间花费在图书馆而不是娱乐活动上，我努力工作，这反映在我的临床工作和生活经历中。然而这样做，我放弃了其他的东西，可能是更愉快和压力较小。然而，写这本书的过程就是我最好的体验，将一种能帮助他人的方法加以传播，此种可能性就赋予了我努力的意义。

这本书完全是我手书的（这是我所能感受到书写重要事情的唯一方法），这可能与早期的经历有关。然而，多年来，同事和同道要求我写这本书。我都回复"我没有时间"。在某种程度上确实是。但我完全可以写其他方面的文章少些或以不同的方式安排时间。如果写这本书对我而言是最佳体验，我为什么会逃避这么长时间？也许，我是需要更多的数据资料、更多的时间、更多的经验（事实上，如果我 5 年前写这本书，可能与现在完全不同）。但事实是，我感觉自己并没有准备好或准备充分，直到脑海中的一个"魔法棒"被同事的一句偶然的评价激活，我才踏上了写书的道路。

临床医生应该更积极地去寻找激发最佳经历的"扳机"。因此，临床医生需要强化、鼓励那些有可能诱发幸福感的活动和最佳的经历（如每天有特定的时间从事特别的娱乐活动）。当快乐与恐惧混杂时，这种强化也可能导致任务等级的分配，如暴露于恐惧或具有挑战性的情况下，患者很可能回避。幸福疗法这一阶段的重点始终是对幸福感受时刻的自我监测。但是，治疗师要克制提议那些影响幸福感的概念或技术性的内容，也不要设置等级的任务，除非患者的自我觉察（包括非理性的或者自动化思维）已经达到了一个满意的程度。否则，就要求继续做监测。

一个具体的建议，同样来源于 CBT 模型，即在日记中增列第四栏，列出一个观察者解释，即在相同情境下另一个人会怎样思考（表 7-2）。

因此，要鼓励患者寻找替代常规思维模式的方法。这个工作并不容易，因为临床医生没有提供更多的此方面的材料。目标单纯是为了提升自我监测的水平。更充实的工作将适时发生。

我们要求患者 2 周后携带幸福日记复诊。第三阶段的主要目标如下。①检查这 2 周患者的总体状况；②回顾幸福日记，以及完成过程中的困难；③加强理解，哪些感觉或经历让患者感觉更好，包括最佳体验；④开始了解哪些想法和（或）行为会导致幸福感过早中断；⑤在幸福日记中增加"观察者解释"一栏；⑥继续家庭作业任务（幸福日记、行为奖励和调整）。

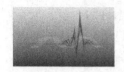

第4次访谈治疗

第 8 章

虽然到目前为止，大部分注意力集中在监测幸福感、识别导致其过早中断的思维和（或）行为，此期访谈更多致力于改变对幸福感的态度。

与之前的访谈相同，临床医生首先询问过去 2 周的情况，完成作业过程中遇到的困难。需强调变化是可以实现的，但是需要特定的知识以及认真的监测。从治疗的角度来看，患者在这一阶段已经能够很好地识别幸福时刻（无论长短），也能意识到幸福感的中断［想法和（或）行为］，并开始思考可能的替代性思维或行为。就目前所能提供的有限信息，患者通常能够改变自动思维，但发展替代思维比较困难（观察者列）。

此时是临床医生积极发挥作用的时刻，并且在幸福日记中增加更多反馈的内容。通过回顾患者日记，临床医生开始着手从两个相互融合但又独立的思路工作。

一种方法是专注于标准的 CBT 模式，用于检查赞成和反对自动思维和思考错误定义的证据。后者包括全或无思维（或都好或都坏）、妄下结论（对状况给予最糟糕的解释）、无视证据（不看所有的信息就做出判断）、夸大或最小化（放大缺点和困难，缩小优势和机会）、以偏概全（给一个小缺陷赋予太多意义，以至于影响整个局面）和自责式思维（将自身置于受谴责和失败的中心）。

　　第二种方式主要借助一种由 Marie Jahoda 提出和 Carol Ryff 细化的评价框架，尝试解释幸福感过早中断的原因。只要能够提供日记等资料，就可以采用这种评价框架，而并不需要预设问题。即使现有资料完全可以从所有的维度进行讨论，但需要注意的是，不能让患者信息过载，一次会谈讨论的维度不超过 2 个。为简单起见，我将在本章重点阐述经常出现的 2 个维度。但决不代表这两方面应该在治疗中优先被讨论。在接下来的两章我将讨论其他维度，但再次声明，这并不代表治疗过程中的实际应用顺序，而是根据患者实际呈现的资料来确定顺序。

一、环境掌控（表 8-1）

　　这是最常见的功能损害。正如 Alex 表述的"我有一个过滤器，不论期望值如何，它会滤掉所有积极的成果（我只靠运气），并放大任何一点负面结果（这只是再次证实了我是一个失败者）""我马上会忘记那些已经下了订单的顾客，想到的只是那些没有订单的人"。这种掌控感的缺乏会导致患者错过身边的机会，随之又可能会后悔错过了机会。环境掌控感是一个应对压力性生活经历的关键递质或调节器。个体有能力主动、有效地解决问题，而不是消极的被外部力量所压倒，也能在日常生活中找到时间休息和放松。

　　在 WBT 应用的初始阶段，我非常关心那些对幸福感的损伤。随后，我开始关注到即使高水平的环境掌控也会导致功能障碍，尤其是环性心境障碍患者（表 8-1）。个体可能会主动寻求需要应对的困难处境，过多地投入到工作中，或完全被家庭需要和活动所占据。他们计划和解决问题的能力使得其他人不断向其寻求帮助，最终出现被剥夺和耗竭感。这种持续控制环境的态度可能成为个体压力的来源。

表 8-1　环境掌控

受损水平	平衡水平	过度水平
管理日常事务感到困难；他（她）感觉无法改善周围的事物；他（她）意识不到机会	个体感觉有能力来管理环境；他（她）能很好地利用周围的机会；他（她）能够选择更适合个人需要的东西	个体主动寻求需要应对的困难情景；他（她）无法享受积极情绪和休闲时间；他（她）对工作或家庭活动过度投入

抑郁和焦虑患者往往表现出低水平的环境掌控，但是对于某些患者，这个问题可能是相反的：过度的掌控感会给他们带来麻烦。虽然 Ryff 关于环境掌控的描述主要是限于工作环境，但 Jahoda 的原始概念则更广泛并值得列出来。Jahoda 概念化的环境掌控内容有爱的能力，充足的爱、工作和娱乐，充足的人际关系，为达到目标情景需要做准备，适应和调整的能力，解决问题的效率。

值得提出的是，患者环境掌控能力可随着情景的变化而改变。个体可能在工作上有足够的能力，但是在家庭活动中则欠缺，反之亦然。如果你能够在一个领域显示环境掌控的能力，在另一个领域中你也可能实现它。Seneca 认为心理健康是一个学习的过程，而写作能促进这个过程的概念遍及 WBT，且不断与患者分享。

二、个人成长（表 8-2）

Ryff 将 Jahoda 关于成长、发展和自我实现三方面拆分为个体成长和生活目标。实际上，在心理治疗过程中，这种区分是很重要的。患者更倾向于强调他们与预期目标的距离，而不是为达到目标所做的努力。主要的损伤表现在没有能力去识别过去能够成功应对的事件和情景之间的相似性。因此，个体成长感知的损害和环境掌控倾向于以一种功能障碍的方式相互作用。大学生若对已成功通过的考试和即将到来的考试之间无法识别其一般内容和方法的相似性，则会在环境掌控和个体成长方面出现损伤。下面的例子为这些机制提供了一些说明。

表 8-2　个体成长

受损水平	平衡水平	过度水平
个体有被困的感觉。他（她）感觉随着时间的推移缺乏进步，他（她）对生活感到厌烦	个体有持续发展的感觉。他（她）看到自己的成长和进步，他（她）对新的经历持开放态度	个体无法详尽的描述过去负面的经历；他（她）培养出与现实相冲突的幻想；他（她）定下不切实际的标准和目标

某银行的分行行长来看我。他的问题似乎是自相矛盾的。出乎意料地他将被提拔到总行去负责外汇和财务运作。他想去见总经理推掉这次升迁："我非常感激有这个机会。但是，我已经 50 多岁，我想应该有年轻人会比我更适合这个职位。我对自己现在的位置很满意。"他补充说，"我不知道他们为什么选我，因为我不懂外语，没有外汇的经验，不擅长电脑，这些对工作很重要"。我一样感觉很奇怪（顺便说一下，这个在很多年前且被随后发生的事情强化的事情，给了我一些关于银行做事方式的提示）。尽管如此，总经理对他说他不能停留在目前的位置上，他要么接受新的职位，要么提前退休（这个决定是不能接受的，因为患者的儿子和女儿还在读大学）。他过去曾患有广泛性焦虑，但是这种情形将他的焦虑转换为惊恐。他有睡眠障碍，而且感觉焦虑的躯体症状让他更难以忍受。尤其困难的是，他不知道该去做什么，而且恐惧新职位会带给他怎样的羞辱。我们开始进行 WBT，但是我也建议他接受新的职位。

"我们一起努力去应对新的情况"，这就是我们所做的事情。3个月后，患者被总经理召唤。他一边走在公司的走廊上，一边想可恶的精神病学家怎么就让我接受这个职位，使得他要承受即将到来的羞辱。但是，总经理只是恭喜他能够接受新职位。他难以置信：这怎么可能？我还没有学外语，只懂一点外汇知识，而且尽可能地逃避电脑。回到办公室之后，他想起了自己的日记，而且意识到：我与客户关系很好，而且知道怎么样营造气氛，这正是我的前任没有的能力，其他人可以去操心具体的工作。如果没有WBT，这位银行雇员就不会意识到经历的转变，而且忽略自己的技能会导致逃避和自我认识不足。

也许会有这样的情况，如患者为他们的表现设置不现实的标准，否定负面经历，而且过高估计他们的潜力（我能够应对任何事情）。个体成长的过程需要正确评价正性和负性的经历、成功和失败。如果只是片面性的（负性或正性），则会使其在职业和感情生活方面反复出现错误。Held描述了"美国积极态度中的强权"。WBT几乎没有可以与"积极思考"和很多北美积极心理学运动相同的东西。它不提倡毫无怀疑的乐观和生活挑战的暴露，但是尝试在日常奋斗中去帮助个体。

后面将进行等级任务分配。它可能涉及利用机会、面对合理的挑战和在重复的生活中引入一些变化也可能包括减少工作或家庭活动，避免过度的或不合时宜的挑战，找到一些休息和休闲的空间。

要求患者继续写日记，特别注意幸福感的心理方面讨论，并在2周后继续治疗。

第4次访谈治疗的主要目标总结包括以下内容。①检查2次访谈之间患者的一般情况；②回顾幸福日记及完成相关目标遇到的困难；③加强那些使患者感觉更好的感受或经历（包括最佳经验）的理解；④开始对导致幸福过早中断的思维或行为进行认知重建，在观察者解释一栏中记下；⑤根据呈现的材料引入一两个幸福感的心理维度；⑥继续家庭作业（幸福日记，鼓励和规划活动，等级任务分配）。

参 考 文 献

［1］Wright JH, McCray LW. Breaking free from depression. Pathways to wellness. New York: The Guilford Press, 2012.

［2］Jahoda M. Current Concepts of Positive Mental Health. New York: Basic Books, 1958.

［3］Ryff CD. Psychological well-being revisited: advances in the science and practice of eudaimonia. Psychother Psychosom, 2014, 83: 10−28.

［4］Fava GA, Tomba E. Increasing psychological well-being and resilience by psychotherapeutic methods. J Pers, 2009, 77: 1903−1934.

［5］Ruini C, Fava GA. The individualized and cross-cultural roots of well-being therapy. In Fava GA, Ruini C (eds). Increasing psychological well-being in clinical and educational settings. Dordrecht: Springer, 2014: 21−39.

［6］Held BS. The tyranny of positive attitudes in America. J Clin Psychol, 2002, 58: 965−992.

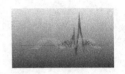

第5次访谈治疗

第 9 章

在此期间，临床医生回顾患者监测幸福干扰所做的努力。回避干扰的技巧是检查和加固。治疗师和患者关注心理幸福感中与患者目前存在的问题最为相关的关键领域（如环境控制、自我成长、生活目标、自主权、自我接纳和积极的人际关系）。在本章我将讨论生活目标和自主权的问题，但是与之前所提到的一样，这并不是一个预先安排好的顺序。我们通过患者带来的资料引入心理幸福感的维度。

之前的访谈中，临床医生首先将询问患者过去 2 周的情况及在完成家庭作业中是否遇到困难。在这个治疗阶段，期望患者自己能够识别幸福感的实例，意识到是什么导致思维和（或）行为中断，并能够实施替代策略（观察者模式）。此策略通常使用回顾性方法（当患者回忆过去的事件时），但是在适当的时候，如患者的自动思维和（或）回避行为实际发生时，可以实施替代策略。就像运动员，首先要在训练中学会如何完成特定动作，然后才能运用到实际比赛中，患者也需要学习如何将新的认识运用到实践中。

治疗师通过回顾患者的幸福日记，通过 CBT 以最佳的方式帮助患者抵消自动思维和回避行为。这需要通过讨论、交流及在日记中记录最重要的事情来实现。如果患者能够很好地适应观察者栏，只需要简单回顾日记中的一个例子就可以完成。然而，如果患者在一个或多个阶段有挣扎，治疗师则需要通过广泛的举例和比喻来达到目标。

我们讨论了在幸福治疗中使患者达到最佳功能状态的策略（在访谈和家庭中使用）。除了环境控制和自我成长之外，这两部分我们在第 8 章已经探讨过，这一章我们还要谈一下生活目标和自主权。

一、生活目标（表 9-1）

对于心理疗法（药物治疗或心理治疗）的潜在假设是恢复到发病前的功能状态。如果治疗强调自助，如认知行为疗法，治疗本身提供了一个方向，而且会因此获得一个短期目标。然而，当急性症状减轻和（或）未达到发病前的最佳功能时，患者很难坚持下去。患者可能会感觉缺乏方向感，同时对生活功能的评价降低。这尤其会在环境掌控、自我成长和生活目标受损时出现（图 9-1）。在此，我们逐步意识到幸福心理维度之间的相互作用，以及这些相互作用所产生的临床疗效。

表 9-1　生活目标

受损水平	平衡水平	过度水平
个体缺乏生活意义；个体缺乏目标及方向感	个体有生活目标，且认为过去和现在的生活有意义	个体有不切实际的期待和希望；对于现有成绩一直不满意，且不承认失败

生活目标水平可能会不切实际且期望过度。即使面对巨大的困难，个体若能坚定地认识到自己的一个或多个生活目标，也会完全投入到需要坚持和取舍的活动中。虽然这样的坚持可能会取得重要的专业成就，但同样也可能使其忽略其他领域，

如人际关系和休闲时间。"我是最好的"也许是一个好的初始动机，但是个体迟早会需要一个更现实的评价（"我可能不是最好的，但是我在做一份得体的工作"）。困难和失败发人深省的影响会被否认所掩盖。如图9-1所描述，自暴自弃和不满可能会随之而来。如，当高水平的生活目标与专业目标密切联系时，退休可能是一个非常难过渡的转变期。因此，治疗师的目标是扩大生活目标的范围。

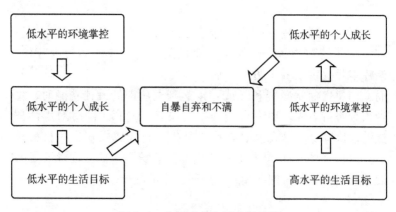

图9-1　自暴自弃和不满的路径

二、自主权（表9-2）

临床上经常观察到患者通过感知自我价值缺乏而导致不自信的行为模式。如患者可能会隐藏自己的意见或倾向，而同意一种自己并不是最感兴趣的情况，或把自我需求置于他人需求之后。这种模式会破坏环境掌控和生活目标，由于这些维度高度相关，因此会反过来影响自主权。这种看法在隐藏社会认同需求的患者身上并不明显。一个试图取悦所有人的患者也可能达不到这个目标，这就会不可避免地出现冲突，最终导致不满和挫折。自主权受损的个体可能被工作所利用，为过多的负担所累。

另外，患者可能会建立一种依靠自己去解决问题和困难的信念，因而不去寻求帮助或听取建议。他们承担着难以承受的负荷（如照顾有严重疾病的家人），而且惊讶他们为什么会感到精疲力尽。自主权水平过度的患者很难与他人友好相处、从事团队工作或保持亲密关系，因为他们一直为自己的意见和独立性而战斗。

表 9-2　自主权

受损水平	平衡水平	过度水平
过度关注于他人的期望和评价；做重要的决定时依赖于他人的评判	具有一定的独立性；可以承受社会压力；以一定的个人标准调节行为和自我	不能很好地与他人相处、进行团队工作及向他人学习；不会去征求建议或寻求帮助

在治疗的过程中，患者要面对一种事实，即自己的认知模式、信念及与心理幸福感相关的行为都可能不是最佳的。如患者通常不会意识到来源于个体未受到挑战的毁灭性力量的自动思维，而且也不会去挑战个人建立的这种幸福感。

之前提到的 CBT 治疗在认知重建、活动规划和等级任务分配方面很有帮助。"自我治疗"的概念得到充分加强。等级任务分配包含学习如何抵抗社会压力（"我必须这样做，因为我的朋友希望我去做，否则她会对我失望的"），由此会导致参加一些过度紧张和（或）不愉快的活动。他们或会寻求帮助或征求建议，或设定更现实的目标。

要求患者继续写日记，叮嘱其对幸福的心理维度予以特别关注，2 周后复诊。第 5 次访谈的主要目标包括以下内容。①检查访谈期间患者在一般情况下的想法；②回顾幸福日记和与完成任务相关的潜在困难；③加强对最佳体验的理解和追求；④对导致幸福感中断的思维和行为进行持续的认知重建，同时要求记录在观察者一栏中；⑤根据材料进一步引出心理幸福的维度，并讨论这些维度是怎样被调整的；⑥继续家庭作业（幸福日记、活动鼓励和安排、等级任务分配）。

参 考 文 献

[1] Jahoda M. current concepts of positive mental health. New York：Basic Books，1958.

[2] Ryff CD. Psychological well-being revisited：advances in the science and practice of eudaimonia. Psychother Psychosom，2014，83：10-28.

[3] Fava GA，Tomba E. Increasing psychological well-being and resilience by psychotherapeutic methods. J Pers，2009，77：1903-1934.

[4] Ruini C，Fava GA. The individualized and cross-cultural roots of well-being therapy. In Fava GA，Ruini C（eds）. Increasing psychological well-being in clinical and educational settings. Dordrecht：Springer，2014：21-39.

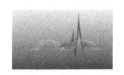

第6次访谈治疗

第 *10* 章

在本期访谈中，临床医生继续回顾患者为幸福中断所做的比较，并将此对比运用到实际情况中，而不仅是进行回顾。同时，鼓励患者接受与其自身能力相符的挑战，并暴露于不需回避的情况之中。临床医生和患者将注意力集中在与患者当前问题相关的心理幸福感的关键领域。在本章我将通过概述自我接受和与他人的积极关系两方面对其进行系统的描述。如已经强调过的，这不是本次治疗中遵循的预设顺序。仅对患者所持材料的相关问题进行讨论。

在前一次治疗中，临床医生首先询问前 2 周的情况，以及在完成作业的过程中是否遇到难题或疑问。在此次治疗期间内，患者应有能力识别幸福感和最佳经历的实例，能够意识到是什么［思想和（或）行为］导致幸福感中断，发展出可替代的思维方式（对该情况的观察者解释），并实施可能增加幸福感以及最佳经历可能性的行为。治疗师回顾患者的幸福日记，并利用 CBT 技术帮助患者消除自动思维和回避行为。

本章讨论了帮助患者获得最佳幸福感功能的策略（在访谈或家庭中使用），尤其提到了自我接受和积极人际关系。

一、自我接受（表 10-1）

受到完美主义态度（反映自我接受缺乏）和（或）对外部而不是个人标准认可（反映自主权缺乏）的驱动，患者可能维持不切实际的高标准和期望。因此，对自我的逐步不满会抵消任何幸福感的例子。人们可能会为其表现设定不切实际的标准。如临床中经常可观察到社交恐怖症患者倾向于追求出色的社交表现（非常出众、幽默等），同时，对一般的表现很不满（这些在他们的目标中很明显），但不会暴露在聚光灯下。当过于膨胀的自尊与现实冲突时（如环性心境障碍和双相情感障碍），也可能会发生相反的情况。人们无法承认自己的错误，这使得其将所有的问题都归因于他人的错误和缺点。如无法经常在工作中获得永久性的地位是因为嫉妒心强的同事抹黑造成的，而不是适得其反的行为造成的。

表 10-1　自我接受

受损水平	平衡水平	过度水平
个体对自我不满意；对以前所发生的事情感到失望；期望有不同的人生	个体接受自我的优点和缺点，并肯定其以前的生活	个体难以承认自己的错误；将所有问题都归因于他人的错误

二、与他人的积极关系（表 10-2）

人际关系可能受到患者没有意识到的、不正常的强烈态度的影响，如以下例子所述。

　　Ann 是一位年轻的职员，在经历了一系列不成功的关系之后，已在近期结婚。她确信找到了自己的 Mr Right，并期望一个完美的婚姻。完美的一个关键点是可以相互坦白彼此的感受。她和丈夫经常分享彼此的感受。但这反而使他们的关系变得非常紧张。Ann 的丈夫似乎被 Ann 的某些评论所伤害，并以沉默作为回应。Ann 下结论说她再一次失败了，她无法与男性建立稳固的关系。

　　该例子表明，一个人可能受完美主义态度的驱使而设定不切实际的标准（完美妻子和完美婚姻），这可能是自找麻烦。临床医生的评语中说到，大脑中所想到的东西不都是好的策略，因为我们大部分的思想都是无意义的情绪表达，这需要在适当时机进行调整（内部对话），患者感到很吃惊。她极力克制自己的缺点，这些缺点在其结婚之后就如魔法般消失了，但她没有获得纠正和（或）平衡其想法的认知工具。与此同时，她避免制订社交计划，因为这可能牵涉他人，因此缺乏可比较来源。自我接受受损（其所形成的信念被拒绝和不受欢迎）可能进一步破坏与他人的积极关系。目前有大量关于社会融合缓冲效应、社交网络特质和感知支持的文献。家庭关系和家庭生活对其健康的影响也已经被大量的研究，但是其焦点都是负面的（如离婚和分手）和他们如何影响健康的，很少有人注意到家庭生活是如何促进人类繁荣的。而家庭功能的改善可以促进抑郁症的恢复。

　　另一方面，同理心、利他主义和慷慨通常都被认为是积极的，但是如果过度也是有害的。如患者可能会因无法帮助他人（在特定情况下，很难对其提供帮助）或没有原谅他人的冒犯而感到愧疚。有强烈亲社会态度的个体可能会为他人牺牲自己的需求和幸福，并被他人的问题和痛苦所困扰。最后，原谅他人以及感激施恩者的普遍倾向可以遮盖低自尊和低个人价值感。

表 10-2　与他人的积极关系

受损水平	平衡水平	过度水平
个体很少与他人有亲密、信任的关系，很难对他人坦诚	个体与他人有信任关系；关心他人的福利；能理解人际关系的施与受	个体为了他人而牺牲自己的需求和幸福。低自尊和个人价值感使其过于选择原谅

因此，患者面临可选择的结构和行为。继续要求患者写日记，并将注意力集中在本章中所讨论的幸福感维度。自我治疗的观念得到加强。等级任务分配可包括追求社交机会（如打电话给已经被忽略的朋友）或限制过的自我牺牲。如果合适的话，也可要求患者在 3~4 周后回访，而不是常规 2 周的间隔时间。第 6 次访谈治疗的主要目标如下。①检查患者的一般状态；②回顾幸福日记和对最佳经历的追求；③回顾认知重建以及自动思维的体内对比；④根据呈现的材料，引入和（或）改善心理幸福感中的功能障碍维度；⑤继续家庭作业（健康日记、鼓励和规划活动、等级任务分配）。

参 考 文 献

［1］Jahoda M. Current concepts of positive mental health. New York. Basic Books, 1958.

［2］Ryff CD. Psychological well-being revisited: advances in the science and practice of eudaimonia. Psychother Psychosom, 2014, 83: 10-28.

［3］Fava GA, Tomba E. Increasing psychological well-being and resilience by psychotherapeutic methods. J Pers, 2009, 77: 1903-1934.

［4］Ruini C, Fava GA. The individualized and cross-cultural roots of well-being therapy. In Fava GA, Ruini C (eds). Increasing psychological well-being in clinical and educational settings. Dordrecht: Springer, 2014: 21-39.

［5］Uchino BN, Cacioppo JT, Kiecolt-Glaser JK. The relationship between social support and physiological processes: A review with emphasis on underlying mechanisms and implications for health. Psychol Bull, 1996, 119: 488-531.

[6] Fava GA, Sonino N. Psychosomatic medicine. Int J Clin Practice, 2010, 64: 999-1001.

[7] Ryff CD, Singer BH. Interpersonal flourishing: A positive health agenda for the new millennium. Pers Soc Psychol Rev, 2000, 4 (1 Special Issue): 30-44.

[8] Fabbri S, Fava GA, Rafanelli C, Tomba E. Family intervention approach to loss of clinical effect during long-term antidepressant treatment: a pilot study. J Clin Psychiatry, 2007, 68: 1348-1351.

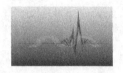

第 7 次访谈治疗

第 11 章

在这次访谈中，临床医生回顾患者的进程。患者在一些仍然需要工作和自我调整的领域取得预期的进展。治疗师要提醒患者，这种持续的幸福感仍然是一个例外，而不是一种规则，这种进展需要经历一个波动的过程。真正的问题是随之而来的新见解，而且只有持续的训练（自我治疗）可以维持这种见解。人不应该为了体验幸福而完全成为一个完全不同的人。相反，正是认知和行为障碍的消除让我们明白和解放了真正的自己。患者可能将大部分或全部的进步都归功于治疗师的努力和（或）专业知识。在这种情况下，关键要使患者认识到自己做了许多访谈之外的工作。治疗师回顾日记的初始部分、获得的收益和患者取得进步所使用的技术。特别强调了在日常生活中成功使用替代策略。患者已经学到了很多东西，并准备继续自我治疗。

临床医生和患者关注的重点是心理幸福感（环境掌控、个人成长、生活目标、自主权、自我接纳和与他人积极关系），这些在幸福日记中进行了讨论。在这个阶段，需要对特定个体的心理幸福感维度有一个大致的认识，不仅是关于受损或过度水平，还包括这些变量间的相互作用。这意味着你可能发现个体在某些维度上处于过度水平，有些是受损水平，有些是不受影响的。如一个刻板、无能力承认错误（自我接纳处于过度水平）、对环境有足够掌控力的人，可能会在人际关系、目标追求和个人成长方面受挫。WBT 揭露了环境掌控力比真实、低自尊和无价值感对心理平衡的破坏更明显。

Wood 和 Tarrier 的研究发现，积极情绪过度升高会变得有害，而且与精神障碍和功能受损有关。1991 年，Garamoni 等发现健康的功能是以积极和消极的认知或情感的最佳平衡为特征的，而精神病理学以最佳平衡的偏倚为特征。Marie Jahoda 概述了幸福感的一个核心综合心理幸福维度——她将其称为"整合"，强调精神力量的可变性（柔韧性），引导行动和感情去塑造未来和抵抗压力（恢复和对焦虑或挫折的容忍）的一个统一的人生。它不是简单或笼统的要求回避过度和极端情况。它是个体面对需求的不断变化时，幸福感心理维度的调整。

Marie Jahoda 于 1907 年出生于奥地利维也纳，并在那里长大。她是犹太人，同时也是一个社会主义者。她被奥地利法西斯囚禁，1937 年逃到英国。第二次世界大战后，她成为纽约哥伦比亚大学社会心理学教授。她在 20 世纪 60 年代回到英国，并开始了政治生涯。她生活的本身就是灵活性和聚焦于追求心理幸福感变化的表现。因此，她的心理幸福感维度水平没有表现出受损或过度水平。评估个体如何在不断变化的环境下进行互动和发展也很重要，这将纳入 Jahoda 的整合概念中。

我们在 1998 年发表的关于 WBT 的第一项初步研究中得出了一些重要观点。首先，测量心理幸福感的 PWB 可以通过 WBT 短期治疗而增加（有人可能会想我们处理的是很难被改变的稳定的特质）。其次，即使不能与 WBT 达到同样显著的程度，关注痛苦的标准化 CBT 也会导致这样的结果。最后，包含于 Ryff 的 PWB 里的各种心理维度之间似乎相关性颇高，与观察者评估和自评的痛苦也高度相关。

在这一点中，我喜欢与我的患者分享这些见解，强调以下 3 个关键信息：①个体学习如何有更好的感觉（Seneca 的幸福感概念是一个训练过程），但需要继续完成家庭作业；②某一领域任何小的改善可以导致其他领域的改进，不受具体工作的影响；③不管是认知还是行为，不同策略可能会产生相似的结果。因此，重要的是努力把不同的方法延伸使用到很多不同的领域。

最后关于这个问题，在心理治疗领域中，WBT与其他治疗方法相似并不奇怪。

在WBT之前的治疗方法，如个体心理治疗，帮助改善社会调节。即使人际心理治疗中不包括特定的家庭作业，它也可能与WBT致力于他人积极关系相重叠。尽管如此，人际功能只是WBT工作的一部分。反过来看，WBT不适用于应对最近的损失（早期强调幸福感可能会适得其反）。

近期，在MacLeod和Luzon关于幸福感疗法含义理解的研究中发现，它与其他治疗技术也有重叠。①行为激活认为人们可能会避免潜在的给他们带来快乐或成就感的情境。②基于正念的认知治疗，建立在佛教哲学的美好生活之上的；但是，它还是一些没有明确阐述的幸福元素。它的特异性（主动控制组的优越性）近期受到挑战。③接受与承诺疗法（acceptance and commitment therapy，ACT）是一个行为治疗理论的整合，结合正念和接纳策略的改变最终达到心理灵活性的提高。与WBT的自我接纳有重叠之处。然而，ACT认为试图改变思维的努力可能会事与愿违，相反，它鼓励通过正念练习以获得认识和接受。这种方法与WBT相反。与CBT相比，ACT的特异性受到挑战。

这里也涉及其他的心理治疗方法来增加幸福感，如Padesky和Mooney基于CBT的优点，但此方法还有待充分的验证。它在临床实践中的作用也有待研究。

然而，即使技术可能有重叠，WBT的关注点（心理幸福感的自我观察）与其他治疗是完全不同的，如悲痛适应法。

什么是WBT的特点呢？特别是在最后访谈部分中，其聚焦不仅局限于一个方面（如自我接受），而是基于Jahoda的综合框架理论。此框架的关注点是个性化，并取决于患者的具体情况。

选择 CBT 均是为了这个目的。

在访谈结束时，表扬患者所做的工作，并要求其继续写日记，并在 1 个月内复诊。第 7 次访谈治疗的主要目标如下。①检查患者的一般情况和患者对治疗即将结束的感受；②回顾幸福日记和追求最佳体验；③回顾认知重建和体内自动思维的对比；④强化改善心理幸福感的策略；⑤继续完成家庭作业（幸福日记、暴露和活动计划）；⑥强化治疗结束后继续工作（自我治疗）的意愿。

参 考 文 献

[1] Wood AM, Tarrier N. Positive clinical psychology. Clin Psychol Rev, 2010, 30: 819-829.

[2] Garamoni GL, Reynolds III CF, Thase ME. The balance of positive and negative affects in major depression: a further test of the states of the mind model. Psychiatry Res, 1991, 39: 99-108.

[3] Jahoda M. Current concepts of positive mental health. New York: Basic Books, 1958.

[4] Fava GA, Rafanelli C, Cazzaro M, et al. Well-being therapy. A novel psychotherapeutic approach for residual symptoms of affective disorders. Psychol Med, 1998, 28: 475-480.

[5] Ryff CD. Psychological well-being revisited: advances in the science and practice of eudaimonia. Psychother Psychosom, 2014, 83: 10-28.

[6] Rafanelli C, Park SK, Ruini C, et al. Rating well-being and distress. Stress Med, 2000, 16: 55-61.

[7] Klerman GL, Weissman MM, Rounsaville BJ, et al. Interpersonal psychotherapy of depression. New York: Basic Books, 1984.

[8] MacLeod AK, Luzon O. The place of psychological well-being in cognitive therapy. In Fava GA, Ruini C (eds). Increasing psychological well-being in clinical and educational settings. Dordrecht: Springer, 2014: 41-55.

[9] Jacobson NS, Martell CR, Dimidjian S. Behavioral activation treatment for depression. Clin Psychol Soc Practice, 2001, 8: 225-270.

[10] Segal ZV, Williams JMG, Teasdale JD. Mindfulness-based cognitive therapy for depression. New York: Guilford, 2002.

[11] Goyal M, Singh S, Sibinga EMS, et al. Meditation programs for psychological stress and well-being. A systematic review and meta-analysis. JAMA Medicine, 2014, 174: 357-368.

[12] Hayes SC, Strosahal K, Wilson KG. Acceptance and commitment therapy. New York: Guilford Press, 1999.

[13] Powers MB, Zum Vörde Sive Vörding MB, Emmelkamp PMG. Acceptance and commitment therapy: a meta-analytic review. Psychother Psychosom, 2009, 78: 73-80.

[14] Padesky CA, Mooney K. Strengths based cognitive-behavioural therapy. Clin Psychol Psychother: 2012, 19: 283-290.

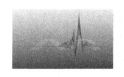

第8次访谈治疗

第12章

这是本次心理治疗的最后一次访谈治疗。对于回顾患者的临床表现以及提供使患者注意受到干扰的联系很重要。这不仅是回顾在治疗中学到的和所需要的特定技术，同时也是讨论治疗如何影响患者临床状态的关键时刻。

很多患者只能提供一个关于进步的总体描述（如"我感觉很好"或"现在我可以很好地应对"）。在这种情况下，医生需要患者举一个具体的例子支持这个概述性描述。这就需要通过浏览幸福日记完成。治疗师也可以在日记中写下特定的描述，以便让患者时刻进行检查。这样的描述可以是关于一些问题，如压力减少、焦虑和紧张降低、应对悲痛的能力和生活质量的提高。

若已经使用过特定的评估工具，如 CID、PWB 和 SQ，则再次进行测量并检查患者前后的差异是有益的。无论与患者首次填入分数相比是否有所提高，第 5 章提到的"幸福感检查"则是另外一种有益的对比。所有的这些工具都可能加强与 WBT 相关的进步感。此时，也需要我们讨论患者是否有与所使用精神类药物相关的时刻。这种与特定临床干扰相关的联系将会在本书关于具体临床疾病的第三篇进行描述。如果药物治疗逐渐减量和（或）中断，则需再次强调自我治疗的价值。

患有高血压和（或）高血脂的患者，如果患者能够减轻体重、吃得更好和进行更多体育锻炼，医生则会嘱其将药物减量或停药，同样如此，医生对患者想获得好的心理功能的努力就可以减少，患者对抗抑郁药物治疗的需要也可以逐渐减少或消除。

如果患者的症状基本改善，复发就会成为最担心的问题。这种担心往往随着治疗的结束而增加，但这也为监控患者的情况提供了安全保障（参见每次访谈的初始阶段）。我不否认即使再乐观（一切都会好的）也有复发的事实，治疗师可以告诉患者：疾病可能会复发，但是我们已经努力降低了它的可能性；有些事情并不需要在一开始就被解决；如果真的复发了，我们可以提供一个及时的治疗，一起查看一下是什么在起作用，为什么；我们至少还有第二次机会。

另一个需要重点指出的是访谈次数的重要性。有的患者最多需要 8 次访谈，而有的患者则需要更多的延伸性治疗（12 次访谈治疗甚至更多）。因此，我要说明"助推性"（booster）治疗访谈也是可行的。

这是我们计划中的最后一次访谈治疗。但并不表示这是我们的最后一次访谈治疗。如我们约定 2 个月后再见面，可能这段时间并没有什么重要的事情发生。但是 2 周后，你可能会有一些需要和我讨论的问题。因此你可以在任何需要我的时候联系我，必要时我们可以见面。但是不管怎样，我都想在 1 年内查看你在自我治疗方面取得的进步。

在我的实践中，有时患者联系我，只须一个简短的电话就可以解决问题。在面对困境时，我们会再次见面来练习幸福的策略方法。当然也有患者来见我是想与我分享一些积极乐观的事情（这个非常有收获）。最后，也有患者在 1 年内从来没有联系我，因此如果可能，我总会附加一个 2 年的随访观察期。到目前为止，我思考过 WBT 对患者的幸福感和临床状况改善所达到的效果。临床医生和患者可能会对这些改善很满意。但如在

第 4 章中提到的，即使是一个好的反应也可能是不够的，尤其是在慢性和复杂的情况下，患者很可能有其他计划和讨论的治疗。但是我们还是要考虑这种可能性，即患者没有表现任何的改善甚至临床表现加重。

Robert Kellner 设计了一个非常简单的观察者评估量表以评定治疗后的变化（表 12-1）。

表 12-1　Kellner 治疗后变化量表

明显加重		加重		无变化		改善		更好
9	8	7	6	5	4	3	2	1

任何一种类型的治疗方法都不可能适合超过 2/3 的患者（第 4 章），WBT 也不例外。对于任何类型的心理治疗，退出是一个实质性问题，在 WBT 的对照试验中也有这种情况，即使没有达到显著高于控制条件的程度。失败的另一个潜在因素是缺乏对 WBT 相关家庭作业的依从性（如在条件充分的情况下，患者没有写日记）。但是即使依从性是好的，患者和临床医生也有可能感到失望。

在经过所有不同类型的药物治疗和心理治疗后，我特别信任这种新的治疗方法。但最终我并没有看到任何的改变，我很绝望。

期望的失败会导致临床表现的恶化，这并不奇怪。可能就是治疗引起患者一些负性反应（像第 2 章中描述的那样）。在这些情况下，最重要的是要告诉患者没有一种治疗是普遍有效的，而且治疗本身也可能会出现问题。但是，一种方法失败之后，换其他的治疗师或其他方法也可能会成功。因此，转诊给一个独立的临床医生去进行评估也是可以考虑的。

Marie Jahoda 观察到对于精神疾病患者的心理治疗是在寻找

一个概念性构想的指导下完成的，这个构想充当了"这个构想的原则是那些表面上不一致的怪异的人格表现可以连在一起作整体理解"。心理治疗培训学校经常想要达到一个统一的治疗观点，并推出对所有患者普遍适用的问题的解决方法。基于监测幸福感而不是痛苦的 WBT 是可以为这些患者提供一个有益的框架，也可能为一些个体带来少量的改善，在某些情况下也可能是有害的。

然而，回到有利和积极的结果来看，在访谈最后，患者会因为其努力而被称赞，并且提醒患者，治疗师为未来的"助推性"访谈做好了准备。第 8 次访谈治疗主要目标如下。①检查患者对治疗结束的感觉；②回顾幸福日记；③指出在幸福感各领域及痛苦数量所发生的改善；④对限制 WBT 自我治疗的困难进行讨论；⑤强调以后继续努力（自我治疗）的重要性；⑥如果需要，确认未来助推性访谈的实用性，安排随访；⑦将 WBT 的经验置于患者的治疗史中，包括其他治疗的潜在预期。

参 考 文 献

［1］ Guidi J, Fava GA, Bech P, et al. The clinical interview for depression: A comprehensive review of studies and clinimetric properties. Psychother and Psychosom, 2011, 80: 10-27.

［2］ Ryff CD. Psychological well-being revisited: advances in the science and practice of eudaimonia. Psychother Psychosom, 2014, 83: 10-28.

［3］ Kellner R. A symptom questionnaire. J Clin Psychiatry, 1987, 48: 268-274.

［4］ Kellner R. Improvement criteria in drug trials with neurotic patients. Part 2. Psychol Med, 1972, 2: 73-80.

［5］ Jahoda M. Current concepts of positive mental health. New York: Basic Books, 1958.

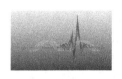

4次访谈型治疗方案

第13章

在许多临床对照研究中，WBT 的应用都是在 CBT 过程之后（见第3章）。这种策略的基本指导原则是首先用心理学方法处理痛苦，过一段时间后再应对幸福感损伤。在这些案例中，当患者已经熟悉自我观察（写日记）、监控自动思维以及具备对抗自动思维的多种策略时（观察者专栏），就可以加入 WBT。

治疗师随后会做如下的介绍：到目前为止你已经学会并练习了能帮助你更好应对的技能。我们已经关注了你的问题和困难。现在到了改变我们目标的时候。我们将会继续关注你的幸福感并去提升它。

必要的时候，这个介绍可以做一些修改，但是必不可少的信息要保留，我们正在转换工具。分期访谈的顺序如下。

一、第1次访谈

临床医生检查患者的总体状况及对 CBT 的掌握水平。重点是确定患者完成家庭作业时不会有较大的困难。如果治疗师认为患者对 CBT 的掌握还不够完整，最好推迟转换到 WBT。与准备不充分就开始一个新策略相比，再进行 2~4 次访谈会更有成效。

如果患者对 CBT 策略的掌握令人满意，临床医生可以继续做一个类似于前面描述过的介绍，转换到 WBT。我们要求患者使用之前用过的日记，但是，要求他（她）记录幸福的具体情形及导致他们仓促中断的自动思维，并且让其尝试从观察者角度对情景进行解释。因此，在这次访谈开始，第 1 次（第 5章）、第 2 次（第 6 章）、第 3 次（第 7 章）和第 4 次（第 8 章）访谈的任务就会提出来。就像在治疗开始时那样，继续要求患者写日记，并且 2 周后复诊。第 1 次访谈治疗的主要目标如下。①检查患者的总体情况；②检查患者对 CBT 策略理解和应用的掌握情况；③介绍治疗重心的改变（幸福替代了痛苦）；④提供WBT 结构和形式的相关信息，包括预计访谈的次数以及期望的家庭作业；⑤布置家庭作业（幸福日记），包括监测幸福事件、导致过早中断的想法和（或）行为、观察者专栏。

二、第 2 次访谈治疗

这次访谈的重点是让患者意识到自己拥有的幸福时刻，理解是什么导致了过早的中断。患者应该意识到自动思维不仅会诱发痛苦，也可以毁掉生活中积极的时刻。

患者呈现了日记中所收集的数据，现在这个日记称为幸福日记。检查条目的过程就可以引出最佳经验的概念及如何去获得最佳经验。另外，我们也会强调回避行为所起的作用。如果患者带来的材料合适，就会引入由 Jahoda 阐述并由 Ryff 进一步完善的一个或两个心理维度。治疗师在给患者日记写注释时起了积极的作用。

我们称赞患者已经做的工作，并要求患者继续写日记，2 周后复诊。第 2 次访谈治疗的目标如下。①检查患者的总体情况；②回顾幸福日记，特别要提及的是自动思维、回避行为、观察者解释；③介绍最佳经验的概念；④根据当下的材料，介绍一个或两个幸福心理维度；⑤布置家庭作业（幸福日记、活动鼓励和规划）。

三、第 3 次访谈治疗

在这次访谈中，治疗师在为患者指出替代性的认知行为策略方面起着更为积极的作用。如患者得到工作督导的赞许后会感到幸福，只是幸福感又被这样的想法打断了："他会称赞每个人"或"他只是想让我今晚呆的晚一点"。临床医生演示 CBT技术是如何应用在这样的情景的。根据当前的而非预先准备好的材料时，幸福感的心理维度会有进一步加深（见第 5~7 章）。临床医生帮助患者调节这些维度，避免出现过高或过低的两极化或过于简单而不能适应真实的生活情景。我们称赞患者已经做的努力，并要求患者继续做作业，2 周后复诊。第 3 次访谈治疗的目标总结如下。①检查患者的总体状况，特别要提及幸福时刻维持时间的改善；②回顾幸福日记，特别要提及自动思维、回避行为和观察者解释；③鼓励追求最佳经验；④回顾认知重建，强化改善幸福感的行为策略；⑤根据当前呈现的材料调节心理幸福的维度；⑥布置家庭作业（幸福日记、暴露和活动规划）；⑦检查患者对治疗不久结束的感受。

四、第 4 次访谈治疗

这是治疗的最后一次访谈，包括了 CBT 的前 4~8 次访谈治疗内容。正如第 12 章所述，回顾患者的临床情况以及已经取得的进展是非常重要的。

要强调访谈后持续自我治疗的价值。正如 CBT 治疗期间的案例那样，灵活的治疗时间是很重要的（有些患者可能需要更长疗程的 WBT）。另外重要的是要使患者清楚"助推性"治疗访谈的可使用性（见第 12 章）。

治疗师回顾日记的条目，并给患者提供认知和行为方面可替代的选择。对由患者材料所引发的心理维度也可进行调节。第4次访谈治疗的目标如下。①检查患者对治疗结束的感受；②回顾幸福日记，强调在幸福的各个方面和痛苦程度上所发生的改善；③讨论限制 WBT 的自我治疗的困难；④通过认知重建调节幸福的心理维度；⑤明确未来"助推性"访谈的可获得性，安排随访工作。

参 考 文 献

［1］Jahoda M. Current concepts of positive mental health. New York：Basic Books，1958.

［2］Ryff CD. Psychological well-being revisited：advances in the science and practice of eudaimonia. Psychother Psychosom，2014，83：10-28.

第 3 篇

应　　用

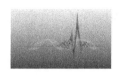

抑 郁 症

第 14 章

　　重性抑郁障碍在普通人群中患病率很高，8/10 的抑郁症患者在其一生中抑郁症状会发作一次或多次，如复发性重性抑郁障碍。部分患者发作可间隔多年，期间无抑郁症状且功能正常。其他患者的发作日渐频繁。无论是在精神医疗机构还是基层保健机构，后者发作形式更为常见。

　　两次发作之间症状部分缓解但不能痊愈是疾病的规律所在，并会残留功能障碍。1/3 的患者会在 1 年内复发。两大复发的风险因素是持续存在亚临床症状和重性抑郁的发作次数。因此，对大多数人来说，抑郁症是一种多次复发的慢性终身疾病。

　　抗抑郁药物是治疗抑郁症及预防复发的最佳方法。但只有当抑郁症状达到一定严重程度（重性抑郁障碍），尤其是存在厌食、体重下降、中后期失眠及精神运动紊乱时，抗抑郁药才比安慰剂更有效。对于轻度抑郁症，抗抑郁药与安慰剂效果相当；悲观、沮丧的症状不能被这些药物作用所影响。若某人因丧失至亲而悲伤，使用抗抑郁药物或许有帮助，但很少是因为药物本身的作用。自 20 世纪 90 年代初期以来，抗抑郁药的耐受性远胜过传统药物（三环类抗抑郁药），让原本未达到重性抑郁障碍的情绪失调患者也在使用抗抑郁药物。抗抑郁药的治疗疗程也被延长到最大可能以防复发。顶尖期刊、研讨会和实践指南促使医生开越来越多的抗抑郁药，而且使用时间越来越长。

但事情并不像宣传的那么简单。长期使用抗抑郁药治疗可能会丧失药效，诱发矛盾效应和（或）耐药。此外，这些药物作用过广，可能诱发躁狂、轻躁狂或行为活跃，特别是对年轻患者，这将使问题变得更加复杂。

这就是抑郁症序贯治疗想法产生的背景，如第 1 章所述：在急性期使用药物治疗，在残留期给予心理治疗（包括 WBT），同时逐渐减少直至停用抗抑郁药。我将在本章介绍这一方法的实际应用。

一、急性期的评估和治疗

在过去的数十年中，临床医学见证了专业兴趣小组的诞生。企业逐利与医学学术融合，打造了一个不健康的联盟，这与临床研究的客观报道背道而驰。因为召开会议和讲座的特定目的都是将参会者出卖给赞助商，挥霍重金安排自家专家到各类期刊、医学组织和非营利研究组织任职，并对局外人保持恰如其分的排斥。铺天盖地的宣传让人产生一种强烈的自动思维：每种 DSM 诊断都应转变为处方行为。因此，一旦达到重性抑郁障碍的诊断，就应该给患者开抗抑郁药治疗，不这么做的医生就是罪犯。我或许就是个罪犯，但我用自己的临床推断过滤掉了这一自动想法。

首先，作出 DSM 诊断时务必补充晤谈提供的信息，并纵向审视情绪失调的发展过程（表 14-1）。20 年前，Robert Kellner 和我介绍了精神疾病诊断分期的概念，现在越来越多的证据证明了其临床用途。明确患者疾病发展到何阶段具有重要意义。

药物治疗和某些心理治疗（CBT 和人际治疗）对抑郁症一般病例都有效。抗抑郁药对一些特定临床情况具有以下优势：容易获得；未经专业培训的非精神科医生也可以开具；几周内就可起效；抗抑郁药优于安慰剂作用的幅度随着抑郁症状严重程度的加重而增大。因此抗抑郁药是严重抑郁和（或）忧郁症的首选治疗。但其劣势同样不少，如药物不良反应；与疾病的潜在交互作用；若以前的药物治疗无效（表 14-2），则再次使用抗抑郁药可能会导致各种问题的发生。

表 14-1 重性抑郁障碍的分期

1. 前驱期
   a. 无抑郁症状（广泛焦虑、易激惹、兴趣缺失、睡眠障碍）但功能有轻微改变或下降
   b. 情绪症状（悲伤情绪、亚综合征性抑郁）
2. 重性抑郁发作期
3. 残留期
   a. 无抑郁症状（睡眠紊乱、广泛焦虑、易激惹、厌食、精力减退）
   b. 情绪症状（抑郁情绪、罪恶感、无望感）
   c. 心境恶劣
4. a. 抑郁复发
   b. 双重抑郁
5. 慢性重性抑郁障碍发作期（无干预，至少持续 2 年）

表 14-2 单相抑郁治疗耐药性水平分级

分级	定义
0 级	尝试抗抑郁药治疗未曾有过无效史
1 级	至少试过一种抗抑郁药充分治疗失败
2 级	至少试过两种抗抑郁药充分治疗失败
3 级	尝试三次或更多次抗抑郁药充分治疗失败
4 级	尝试三次或更多次充分治疗失败，包括至少联用一种增效剂或心理治疗

从临床观点来看，这与既往使用药物治疗有效（0 级）的

患者及充分尝试过各种药物但无效的患者（3级）使用抗抑郁药完全不同。对于前者，患者对以前有效的相同药物治疗可能有效，而对于后者，有证据表明，药物用得越多，患者对新药治疗越容易耐药和不耐受。

循证心理治疗（特别是 CBT 和人际关系疗法）在治疗急性发作方面具有如下几个优势：不良反应较少，特别是对于有躯体疾病的情况；不会诱发耐药现象；长期预后可能更好。

但其也有劣势：患者需有心理治疗的动机；没有能够胜任的心理治疗师；抑郁症状缓解一般比药物治疗慢。

对于抑郁症一般病例，联合治疗（药物治疗和心理治疗）比两种治疗单用可能略具优势，但两种方法的劣势也兼备。

若为严重抑郁，我倾向于使用抗抑郁药。若症状为轻度或中度且呈现波动性，我会延迟用药，对患者观察数周。若症状改善到一定程度，则对抗抑郁药物的需要可能性较低；若症状持续存在（或不时加重），则使用抗抑郁药物更合适并值得坚持。抗抑郁药种类繁多，但对一般抑郁症病例的疗效大同小异。但这一假设可能仅适用于从未用过抗抑郁治疗的首次抑郁发作患者。即使这种情况，也有重要问题需要考虑。三环类抗抑郁药尽管有更多不良反应，但对忧郁症可能比第二代抗抑郁药更有效。

若患者有过抗抑郁药治疗，选择治疗时须考虑患者的治疗史，无论其对药物是否有效和（或）表现出不良反应。Elena Tomba 观察到在试验中招募的研究对象一般都不管其是否有治疗史，因此引用了 Beatles 的一首歌名，称其为"什么地方都没有患者（nowhere patients）"。

抗抑郁药物起效时间长短不一，但3个月对患者进行再次评估是个合理时间。这就是序贯策略开始的时间。

二、二线治疗

在进行序贯治疗之前，患者对抗抑郁药治疗应显示出满意疗效。因此，他们的药物治疗至少应该 3 个月，并且不再表现出抑郁情绪。但在药物治疗和临床管理期间，有必要引入后续部分治疗。

以下是一项原创研究中有帮助的一个案例。当我第一次见您时，您有严重的抑郁。您偏离了轨道。我给您使用了抗抑郁药，它们将您带回正轨。现在情况好多了。但若您继续按原路行进，则迟早会再次偏离轨道。

这个例子说明您的生活方式需要调整，让患者对其抑郁病情产生控制感。这些心理上的准备为后续的心理治疗铺平了道路。

心理治疗干预包括 10 次访谈，每 2 周 1 次，每次 30 ~ 45 min。第 1 次访谈主要是治疗师介绍评估和心理治疗方法，在正式治疗之前按照上述案例提供的方法进行演练。第 2~6 次访谈涉及对残留症状和生活方式调整的认知行为治疗。最后 4 次访谈涉及幸福感治疗。但这种形式因患者自身的特点和治疗史易出现较大变异。

三、第 1 次访谈治疗

若患者为初次来访，则再次评估其是否为复发患者意义重大。这意味着要仔细梳理最近几周的症状。分析病情不应仅涉及导致诊断重性抑郁障碍的特征性症状，还应包括焦虑性障碍（包括恐怖症和强迫症状）和易激惹的特征性症状。在最初研究中，采用了 Paykel 抑郁临床晤谈表（修订版），但只要范围足以涵盖焦虑和易激惹，其他半结构式晤谈也可使用。这是识别残留症状的第一步，这在 80%~90%的对抗抑郁药有效患者中都可找到。

第二步就是处理患者的自我观察。告知其在随后 2 周将所有可能出现的痛苦写在日记（表 14-3）中。须强调痛苦（未具体说明）不需很长时间，短期的亦可。指导患者列出能够引发痛苦和（或）诱发逃避的情况。每次情况应按照 0~100 分（0分=无问题；100 分=惊恐，无法忍受的痛苦）进行评定。告知患者下期访谈时将日记带来。

我们思考 Mike 的案例。他现年 44 岁，县书记官，最近有过重性抑郁障碍发作。1 年和 3 年之前有过两次发作，初级保健医生每次都给他用氟伏沙明（每日 100 mg）治疗 4 个月。尽管这次他的医生又开了氟伏沙明，但他在想其他的治疗（心理治疗）是否合理。经仔细评估，发现每次发作都只有部分缓解。我肯定了氟伏沙明的处方，但与患者及其医生沟通，一旦药物作用完成（即 3 个月），就需要增加心理治疗方法。

表 14-3　评估日记范例

情境	痛苦（0~100 分）	思考
电话响起时，我正在看电视	40 分	……肯定发生了什么事情

四、第 2~6 次访谈治疗

评估患者并看完他的日记后，便制订了认知行为策略。这可能包括暴露和认知重建。暴露仅包括家庭作业暴露。根据日记中列出的情况，与患者商定了暴露策略。治疗师按分级暴露逻辑，在日记中写下了每日任务分配。该患者对每次家庭作业任务的评分介于 0~100 分。在随后访谈中，治疗师再次评估已经完成的家庭作业，讨论后续步骤和（或）可能已经发生的问题。

认知重建遵循了 Beck 的形式，基于自动思维概念的引入（第2次访谈）和观察者解释（第3次访谈开始），而且还利用了宏观分析（第4章所述）。后者确定了综合征（多数抑郁患者不只是符合一条诊断，而是同时符合几种 DSM 障碍的诊断）和问题之间的关系，以此为基础决定治疗从何开始。认知重建对象的问题依赖于患者提供的材料，可能包括失眠（增加睡眠卫生指导）、睡眠过度、精力减退和注意力下降、残留绝望感、回归社会问题（工作能力下降、回避及拖延）、缺乏自信和生活自理、追求完美和不切实际的自我期望。

Mike 案例中出现的情况是，工作量超过其能力，这种工作量对小镇里的县书记官是不常见的。市长信任依赖他，还让他在工作范围不相关的领域做事。他的同事也经常向他求助，他无法拒绝。Mike 明白这对他并不利，但又无可选择。通过 CBT，他学会了对同事说"不"（确立自信心训练），并能持续认可这一态度，同时痛苦也随之而来，这与他人认知的不同相关。认知重建可以使痛苦减轻，但仅是在一定程度上。

五、第7~10次访谈治疗

第7次访谈治疗引入了 WBT，其方法如第13章介绍。治疗的目标之一也是让患者意识到适应负荷（即慢性、微妙的生活压力在一段时间内对个体产生有害的后果）。如工作量过大、未意识到随着年龄增长劳累恢复时间延长、不能抵御超出个人潜能的种种要求、睡眠习惯不良。适应负荷这一概念显示外部要求超过了个体应对能力（表14-4）。

心理治疗所有阶段都有这类意识（即导致生活方式实施），特别是 WBT。在患者日记中给予这样做的指导。WBT 让他认识到由于自己缺乏自主性从而让同事不断利用他。因其性质各异，使得工作负担成了重大应激事件，而且延长了工作时间。患者由于自我接受程度低，故接受了此状况。他说这就是他的为人之道，但同时又对自己不满意，容易生气。WBT 增加了 Mike 对其他同事不赞成的耐受性（表 14-5）。

表 14-4　待探讨的确定适应负荷的领域

近期生活事件：近 1 年来您是否发生过以下事情，如家属或好友去世、离婚、刚换工作、迁居、经济困难、法律问题、开始新的关系

慢性压力：您工作时感到压力么？您与同事相处融洽么？您与配偶（伴侣）或其他家属相处融洽么？您在家感觉有压力么？近 1 年来您有近亲病重么？您喜欢群聚么

环境掌控：日常生活的种种要求经常让您有挫败感么？您是否时常感觉做不好

睡眠：需要很长时间才能入睡么？睡眠不安？您是否醒得太早，不能再次入睡

躯体化：您是否感觉疲倦或缺乏精力？头晕？呼吸困难？胃痛？腹痛？其他症状

心理压力：您是否容易生气？悲伤或抑郁？紧张或"激动"

表 14-5　Mike 的幸福日记

情境	幸福	干扰想法和（或）行为	观察者
George 未做完工作，市长要我做完它，但我现在能说这些工作对我太多了	最终我得以按时回家，与家人享受团聚	市长很失望，这个工作可能很重要。我有点自私了	若 George 不工作，也不是我的职责。市长应该让他干，让他履行自己的职责

在最后一次访谈，Mike 讲了如下的话："我的同事说我已经改变了，成了个混蛋。我觉得遗憾，因为我总是尽力帮助别人并对他们友善。但另一方面我很高兴，因为这意味着我在生命

中第一次能够保护自己。"心理治疗期间逐渐减量并停用氟伏沙明。患者在10年随访期间未用药，也未再复发。

临床显示，在该患者日记中找到的初始幸福感（对他人有帮助）可能会导致无尽的苦恼。对其进行评估及带来行为的改变会导致更多的苦恼，随后生活方式发生改变，从而产生持续缓解。

六、药物减量及停药

现在有一种趋势是延长药物治疗时间，其假设是这可能对复发有预防作用。来自随机对照试验的meta分析和自然研究的证据质疑了这种观点。在自然研究中，早停用抗精神病药的患者预后比继续药物治疗患者的预后好。另一个恼人的问题是，对药物治疗首次见效的患者，常出现临床作用丧失。最后，长期抗精神病药治疗的负性作用与其不良反应相关，特别是SSRI导致的，如性功能障碍的高发生率、出血（特别是胃肠道出血）、体重增加（体重先减轻之后再增加）、发生骨折和骨质疏松的风险及低钠血症。序贯治疗为抗抑郁药减量和停用提供了独特机会，事实上为监测患者治疗的最精细方面提供了机会。在一些原创研究中，抗抑郁药主要是三环类药物，每隔一周以25 mg阿米替林或其等效的速度减量。涉及SSRI时，减量越缓慢越好。

对于三环类药物，务必警告患者在这种减量过程中不应感觉到"台阶"（step）（正如某患者所定义，即从每日200 mg阿米替林到175 mg，其睡眠、能量、情绪及食欲不应感觉到实质性差异）。若如此，逐渐减少抗抑郁药是否适宜就应受到质疑。确实，在早期研究中，有一些患者未能停药。

5-羟色胺再摄取抑制药、文拉法辛和度洛西汀常有"台阶"感（step），停药反应经常被变相认为"停药综合征"，其目的是避免出现5-羟色胺再摄取抑制药、文拉法辛和度洛西汀潜在依赖性的任何提示从而影响其市场销售。这些停药综合征还会发生在减药过程中，特点是一系列躯体症状（如头痛、头晕、疲劳、食欲下降、睡眠紊乱、流感样症状）和心理问题（如激越、焦虑、心境恶劣和意识模糊）。帕罗西汀的这些反应特别明显，停药后可持续数月或数年，导致所谓的"持续性停药后障碍"。

缓慢减药至停药时，序贯方法对预防复发风险的作用最大。当停药综合征确实出现（尽管缓慢减药，特别是使用5-羟色胺再摄取抑制药）时，序贯治疗为从心理上支持患者提供了理想机会。

有的时候，患者往往害怕停药。因此强调不用药是治疗的一个进步，可能与提高生活质量有关，因此是进步的象征。如果需要，当出现情绪恶化的前驱症状时，也可以再使用抗抑郁药物，应向患者保证这种可能性总是会有的。

七、序贯治疗的疗效

序贯方法包括抑郁症急性期使用药物治疗，残留期使用心理治疗。序贯模型有两大变体（variants）。一种是残留期继续使用药物治疗。另一种是在心理治疗期间逐渐减少并停用抗精神病药。后一种模式就是本书所介绍的，具体实施步骤如下。①患者开始抗抑郁药治疗3个月后仔细评估，并对残留症状给予特别关注。②残留症状的认知行为治疗，包括认知重建和（或）家庭作业暴露。③以最缓慢的速度减少抗抑郁药治疗。④加用幸福感增强治疗和生活方式调整。⑤停用抗抑郁药。⑥停药1个月后仔细评估。当抗抑郁药已经停用且心理治疗已经完成时，务必要再次仔细评估患者，评价残留症状是否仍然存在。抑郁症临床晤谈（CID）用于此目的是个很有用的工具。

在这种模型中，心理治疗只解决药物未作用到的问题和症状。因此与疾病初期使用的心理治疗相比，二线心理治疗可以较短且更具针对性。这需要患者具备治疗动机和能够胜任的治疗师。支持 WBT 的纵向研究指出幸福感受损是抑郁症的高风险因素，在已缓解的复发性抑郁症患者中也有此发现。

Jenny Guidi、Elena Tomba 和本人对几项研究开展的 meta 分析证明，与对照条件相比，序贯模型的两种变体（继续/停止用药）对症状的持久缓解也有长期作用，也包括最近的一些调查研究。其中 Stangier 的研究使用了 WBT。

若某患者尽管心理治疗做得不错，但停用抗抑郁药后复发，该怎么办？这时应该花大量精力确定患者是否真的是重性抑郁障碍症状复发，或只是患者这段时间出现生活困难。对于后一种情况，给予"助推性"的心理治疗或许更妥当。若真的复发，则必须重新给予抗抑郁药。一般使用初次发作并缓解的那种药物。可重复使用简化版本的序贯模型进行治疗。我一般会告诉患者"我们应该一起看看哪里不对劲及其原因。""我们仍然需要去学习如何做得更好。"但也有患者不宜停用抗抑郁药，需要长期治疗。

以前治疗有效的抗抑郁药，这次不再起作用的可能性也是存在的。我们在序贯模型研究中记录到了这种情况，这是较少见的情况，但在只用药物治疗的试验和自然研究中，1/3 的患者会出现。我们并不知道这些情况该怎么办，关于这方面的研究实在太少（科学优先性、发表和基金获取方面，特殊兴趣小组运作的极佳例子）。在这种情况下，精神科医生通常会开始更换药，加用新药并尝试各种联合方案。抑郁症序贯治疗（STAR * D）的研究涉及数千例患者，已记录到这一策略的失败，但并未引起合理重视。SSRI 初次治疗未见效的患者应进入序贯治疗步骤，包括更换药、增效剂及联合策略。每个治疗步骤后的复发速度都会加快，也有以缓解率低、复发率高、不耐受率高等为特点的难治性患者。这一试验涉及初始治疗无效的患者，虽然他们不一定能代表治疗有效的患者，但其却有深远意义。

我们报道了对抗抑郁药物治疗效果良好的抑郁患者，然后再逐渐减量直至停用。3个月后抑郁症复发；但第一次使用的药物这次却并不见效。尝试一些药物之后，实施了CBT和WBT的序贯联合治疗。她开始好转并保持良好（目前已随访12年，未再复发，未用抗抑郁药）。有意思的是，由于抗抑郁药的对抗不耐受可能涉及下丘脑-垂体-肾上腺（HPA）轴，因此我们还测量了24 h尿皮质醇，对皮质醇产生量进行了总体评估。CBT/WBT使HPA轴恢复正常。日后的研究可揭示WBT在难治性抑郁治疗中是否有一席之地。

事实上，Peter Meulenbeek、Lieke Christenhusz和Ernst Bohlmeijer报道了荷兰的另外2例有意思的病例。1例抑郁症患者对药物治疗和CBT都难以奏效，但用WBT成功治疗。另一案例中，给1例心境恶劣患者应用了WBT，并得以缓解。

八、抗抑郁药长期治疗导致临床疗效丧失

如笔者以前所讨论的，尽管使用了针对停用抗抑郁药的序贯治疗，但仍有患者需要无限期的用药。多数抑郁患者从未有真正的机会为情绪紊乱得到正确的心理治疗。若这些患者尝试停药，可能会复发。若使用5-羟色胺再摄取抑制药，文拉法辛和度洛西汀这些会诱发依赖性的药物，或停药症状会与残留抑郁症状混合出现。因此又回到用药的老路。即使患者从未停用抗抑郁药物，也会遇到问题。长期使用抗抑郁药导致失去疗效是个问题，疗程越长，问题越多（从1年的23%增加至2年的34%，3年的45%）。

这个问题一般在药物治疗阶段就产生了。但在40年前，Paykel和Tanner发现抑郁症复发之前常伴有生活事件，抗抑郁药维持治疗对复发的作用很小。有人提出了一些药物治疗策略

以解决抗抑郁药疗效减弱的问题，但成功的不多。10 例使用抗抑郁药的复发性抑郁症患者被随机分配到药量增加组和 CBT、WBT 序贯联合治疗组。前一组中有 4/5 对剂量增大有效，但随访 1 年发现使用此剂量的患者全部复发。后一组中有 4/5 的患者对心理治疗有效，仅 1 例复发。数据提示使用 WBT 会消除长期抗抑郁药治疗期间的临床疗效减弱情况。可以想象，当无效或即将失效时，WBT 联合抗抑郁药治疗可恢复并保持缓解状态。这是一项小型的初步研究，需要大型研究证实。

九、关于抑郁症的积极看法

合理使用综合所有潜在利弊的抗抑郁药，包括将其只用于最为严重和持续时间长的抑郁症病例，将用药限制在尽可能最短的疗程内。不巧的是，当我们扩展其适应证如急性发作的治疗并将治疗时间延长到 6~9 个月时，可能会导致耐受性、加速发作及矛盾作用等现象。

这一消息令人沮丧，但心理治疗的研究和使用序贯治疗模式则有更好的信息。抑郁症可被永久地打败。

通常，当经受抑郁症的痛苦时，患者会问我"我还能回到从前那样？"我的回答是："我希望不是。您应该从这些经历中变得更好。"

参 考 文 献

［1］Judd LL. The clinical course of unipolar major depressive disorders. Arch Gen Psychiatry, 1997, 54: 989-991.

［2］Fava GA. Subclinical symptoms in mood disorders. Psychol Med, 1999, 29: 47-61.

［3］Fournier JC, DeRubeis RJ, Hollon SD, et al. Antidepressant drug effects and depression severity: a patient-level meta-analysis. JAMA, 2010, 303: 47-53.

[4] Fava GA. Rational use of antidepressant drugs. Psychother Psychosom, 2014, 83: 197-204.

[5] Paykel ES, Hollyman JA, Freeling P, et al. Predictors of therapeutic benefit from amitriptyline in mild depression: a general practice placebo-controlled trial. J Affect Disord, 1988, 14: 83-95.

[6] Offidani E, Fava GA, Tomba E, et al. Excessive mood elevation and behavioral activation with antidepressant treatment of juvenile depressive and anxiety disorders: a systematic review. Psychother Psychosom, 2013, 82: 132-141.

[7] Fava GA, Tomba E. New modalities of assessment and treatment planning in depression. CNS Drugs, 2010, 24: 453-465.

[8] Fava GA. Long-term treatment with antidepressant drugs: the spectacular achievements of propaganda. Psychother Psychosom, 2002, 71: 127-132.

[9] American Psychiatric Association. Diagnostic and Statistical Manual of Mental Disorders (5th ed.). Washington, DC: Author, 2013.

[10] Fava GA, Kellner R. Staging: a neglected dimension in psychiatric classification. Acta Psychiatr Scand, 1993, 87: 225-230.

[11] Cosci F, Fava GA. Staging of mental disorders: systematic review. Psychother Psychosom, 2013, 82: 20-34.

[12] Tomba E. Fava GA. Treatment selection in depression: the role of clinical judgment. Psychiat Clin N Am, 2012, 35: 87-98.

[13] American Psychiatric Association. Practice guideline for the treatment of patients with major depressive disorder, 3rd ed. Am J Psychiatry, 2010, 167 (Suppl): 1-118.

[14] Perry PJ. Pharmacotherapy for major depression with melancholic features. J Affect Disord, 1996, 39: 1-6.

[15] Tomba E. Nowhere patients. Psychother Psychosom, 2012, 81: 69-72.

[16] Fava GA, Rafanelli C, Grandi S, et al. Prevention of recurrent depression with cognitive behavioral therapy: preliminary findings. Arch Gen Psychiatry, 1998, 55: 816-820.

[17] Fava GA, Grandi S, Zielezny M, et al. Cognitive behavioral treatment of residual symptoms in primary major depressive disorder. Am J Psychiatry,

1994, 151: 1295-1299.

[18] Guidi J, Fava GA, Bech P, et al. The clinical interview for depression: a comprehensive review of studies and clinimetric properties. Psychother Psychosom, 2011, 80: 10-27.

[19] Marks IM. Fears, phobias and rituals: panic, anxiety and their disorders. New York: Oxford University Press, 1987.

[20] Beck AT, Rush AJ, Shaw BF, et al. Cognitive therapy of depression. New York: Guilford, 1979.

[21] Fava GA, Guidi J, Semprini F, et al. Clinical assessment of allostatic load and clinimetric criteria. Psychother Psychosom, 2010, 79: 280-284.

[22] Fava GA, Fabbri S. Drug-resistant and partially remitted depression. In Wishman MA (ed.) Adapting cognitive therapy for depression. New York: Guilford Press, 2008: 110-131.

[23] Kaymaz N, van Os J, Loonen AJ, et al. Evidence that patients with single versus recurrent depressive episodes are differentially sensitive to treatment discontinuation: a meta-analysis of placebo-controlled randomized trials. J Clin Psychiatry, 2008, 69: 1423-1436.

[24] Viguera AC, Baldessarini RJ, Friedberg J. Discontinuing antidepressant treatment in major depression. Harvard Rev Psychiatry, 1998, 5: 293-306.

[25] Gardarsdottir H, van Geffen EC, Stolker JJ, et al. Does the length of the first antidepressant treatment episode influence risk and time to a second episode? J Clin Psychopharmacol, 2009, 29: 69-72.

[26] Gardarsdottir H, Egberts TC, Stolker JJ, et al. Duration of antidepressant drug treatment and its influence on risk of relapse/ recurrence: immortal and neglected time bias. Am J Epidemiol, 2009, 170: 280-285.

[27] Moret C, Isaac M, Briley M. Problems associated with long-term treatment with selective serotonin reuptake inhibitors. J Psychopharmacol, 2009, 23: 967-974.

[28] Belaise C, Gatti A, Chouinard VA, et al. Persistent postwithdrawal

disorders induced by paroxetine, a selective serotonin reuptake inhibitor, and treated with specific cognitive behavioral therapy. Psychother Psychosom, 2014, 83: 247-248.

[29] Fava GA, Gatti A, Belaise C, et al. Withdrawal symptoms after selective serotonin reuptake inhibitor discontinuation: a systematic review. Psychother Psychosom, 2015, 84: 72-81.

[30] Guidi J, Tomba E, Fava GA. The sequential integration of pharmacotherapy and psychotherapy in the treatment of major depressive disorder: a meta-analysis of the sequential model and a critical review of the literature. Am J Psychiatry (in press).

[31] Wood AM, Joseph S. The absence of positive psychological (eudemonic) well-being as a risk factor for depression: A ten year cohort study. J Affect Disord, 2010, 122: 213-217.

[32] Risch AK, Taeger S, Brudern J, et al. Psychological well-being in remitted patients with recurrent depression. Psychother Psychosom, 2013, 82: 404-405.

[33] Bondolfi G, Jermann F, Van der Linden M, et al. Depression relapse prophylaxis with Mindfulness-Based Cognitive Therapy: replication and extension in the Swiss health care system. J Affect Disord, 2010, 122: 224-231.

[34] Godfrin KA, van Heeringen C. The effects of mindfulness-based cognitive therapy on occurrence of depressive episodes, mental health and quality of life: a randomized controlled study. Behav Res Ther, 2010, 48: 738-746.

[35] Segal ZV, Bieling P, Young T, et al. Antidepressant monotherapy vs sequential pharmacotherapy and mindfulness-based cognitive therapy, or placebo, for relapse prophylaxis in recurrent depression. Arch Gen Psychiatry, 2010, 67: 1256-1264.

[36] Stangier U, Hilling C, Heidenreich T, et al. Maintenance cognitive-behavioral therapy and manualized psychoeducation in the treatment of recurrent depression: a multicenter prospective randomized controlled trial. Am J Psychiatry, 2013, 170: 624-632.

[37] Williams JMG, Crane C, Barnhofer T, et al. Mindfulness-based cognitive therapy for preventing relapse in recurrent depression: a randomized dismantling trial. J Consult Clin Psychol, 2014, 82: 275-286.

[38] Fava GA, Rafanelli C, Grandi S, et al. Six-year outcome for cognitive behavioral treatment of residual symptoms in major depression. Am J Psychiatry, 1998, 155: 1443-1445.

[39] Fava GA, Ruini C, Rafanelli C, et al. Six-year outcome of cognitive behavior therapy for prevention of recurrent depression. Am J Psychiatry, 2004, 161: 1872-1876.

[40] Fava GA, Offidani E. The mechanisms of tolerance in antidepressant action. Prog Neuropsychopharmacol Biol Psychiatry, 2011, 35: 1593-1602.

[41] Rush AJ, Trivedi MH, Wisniewski SR, et al. Acute and longer-term outcomes in depressed outpatients requiring one or several treatment steps: a STAR*D report. Am J Psychiatry, 2006, 163: 1905-1917.

[42] Carvalho AF, Berks M, Hyphantis TN, et al. The integrative management of treatment-resistant depression: a comprehensive review and perspectives. Psychother Psychosom, 2014, 83: 70-88.

[43] Sonino N, Fava GA. Tolerance to antidepressant treatment may be overcome by ketoconazole. J Psychiatr Res, 2003, 37: 171-173.

[44] Meulenbeek P, Christenhusz L, Bohlmeijer E. Well-being therapy in the Netherlands. Psychother Psychosom, 2015, 84: 316-317.

[45] Williams N, Simpson AN, Simpson K, et al. Relapse rates with long-term antidepressant drug therapy: a meta-analysis. Hum Psychopharmacol, 2009, 24: 401-408.

[46] Paykel ES, Tanner J. Life events, depressive relapse and maintenance treatment. Psychol Med, 1976, 6: 481-485.

[47] Fava GA, Ruini C, Rafanelli C, et al. Cognitive behavior approach to loss of clinical effect during long-term antidepressant treatment: a pilot study. Am J Psychiatry, 2002, 159: 2094-2095.

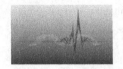

心境不稳

第 15 章

情绪波动在普通人群中很普遍。情绪明显的快速变化常被视为双相情感障碍的亚临床表现，这是一种最为严重但又不被人承认的精神疾病。这种症状最初被视为严重躁狂和抑郁症（"躁郁性精神病"）的交替转换，但近几十年来扩展了其范围。这种扩展有利有弊，主要益处是将治疗（主要是药物）延伸到可能会被忽略的患者。不利之处是将大范围的行为构建为病理性，并需要药物治疗。将双相情感障碍误用于儿童青少年的诊断将导致用药不当，提醒我们这种不良趋势已经损害了精神科的信誉。另外一种可供选择的方式是情绪稳定并不认为是人类存在的一部分。如我早上听新闻，听到政府在意大利无论准备做什么，坏心情便随之而来。如果上午之后忘记了政府，我的情绪便改善了。对于我而言，最好就是意大利没有政府，我每次自欺欺人地希望某个正直人物可以被任命为总理，为伟大祖国做些有益的事情。我的行为正常么？不完全是，因为大多数意大利人似乎热烈拥护他们的首相。若从历史和经济角度来看，这是可以理解的。

用临床术语来讲，这一挑战在于探查情绪可理解的波动和无明显原因强烈波动之间的界限。环性心境障碍的诊断提供了这样的阈值。尽管这一概念可追溯至 19 世纪，但尚无专属药物用于治疗这种疾病。这种疾病被定义为是一种慢性情绪障碍，特点是持续时间超过 2 年的短暂轻度抑郁和轻躁狂症状。环性心境障碍的特点是睡眠过度与睡眠需要减少交替、自尊波动、情感淡漠与锐利的创造性思考交替、效率高低不一、友善受抑制后反复的内向的自我专注。可能会有易激惹-愤怒-暴发性发作导致明显的社交困境。这常会伴有明显并发症（包括物质和乙醇滥用及焦虑障碍）。

在多数临床研究中，如前所述，我们使用了 Paykel 的 CID，这可能是很完整且灵敏的观察者评定工具。Jenny Guidi 已经对此开展了专门工作。她量表上的一个条目"对社会环境的反应"吸引了我的注意（表 15-1）。

表 15-1　CID 对社会环境的反应

指情绪和症状受环境条件的影响朝着改善或加重的方向改变。评估程度：若高低不一，则取均值	1＝无。没有环境变化或非常罕见 2＝很轻或偶尔 3＝轻度非特异性因素，如同某人对话，产生的改善有限
"您周围正在发生的事情让您的抑郁症有不同么？或不受影响？为何事情引发？若您感觉不好，有什么事情会让您感觉好得多？其出现是否无任何原因？改变很多或维持原样？"	4＝中度。这类因素或某些更有特异性的环境可产生更大的改善或加重 5＝显著。抑郁随着环境因素而有显著不同 6＝严重。时常完全消除或诱发抑郁的因素 7＝极重。抑郁来源完全取决于某些特定环境，这些环境可诱发它或完全使之消除

这是个非常重要的条目，您可在类似的量表中找到。调查 WBT 对抑郁和焦虑障碍患者 CID 单个条目的作用时，我认识到对社会环境的反应通常改善，好像幸福感受损容易让人对日常生活有强烈反应。因此我设计了一项对照研究，试验组为环性心境障碍使用了 CBT/WBT 序贯联合治疗组，对照组是临床管理组，如第 3 章所述。我即将要介绍的治疗方案源自该项研究。与临床管理相比，CBT/WBT 联合治疗在社会环境反应性、观察

者评定抑郁和躁狂症状改善等方面有显著改善。在 2 年随访期间，仅 1/4 用 CBT/WBT 的患者仍符合环性心境障碍的诊断标准，而临床管理组则为 87%。

一、评　　估

1. **第 1、2 次访谈治疗**　环性心境障碍的特点常与其他精神障碍有关，而后者往往是寻求治疗的主要原因。环性心境障碍除非进行专门检查，否则一般不会被注意。与其极为相关的精神疾病类型取决于临床实践的特点。在"情感性障碍方案"中，我们在焦虑障碍中发现了很多环性心境障碍的特点。对这些症状的识别非常重要，由于焦虑常伴有悲哀和沮丧，医生一般会应用抗抑郁药物联合或取代苯二氮䓬类药物治疗焦虑。如药物试验中所示，抗抑郁药在短期可稳定对社会环境的反应。但这些药物从一开始或晚些时候可能会促进双相障碍的病程（与药物的初始作用可能不同）。环性心境障碍的表现显示随着时间延长这种行为激活的风险可能会升高。

我们来看一下 Sarah 这个案例，这位女大学生来就诊时表现为环性心境障碍的双相特点（睡眠过度/睡眠需求减少；沮丧/自负；工作效率高低不一），并有社交恐怖症、易激惹-愤怒-暴发性发作，与她男朋友和家人的关系都有问题。她的初级保健医生为她开了 2 次抗抑郁药物，但反而更为严重，因此停用。从另一方面讲，我为她没有使用抗抑郁药感到庆幸，因为在她这个年龄使用抗抑郁药诱发轻躁狂或躁狂的可能性极高。按照宏观分析，Sarah 的问题汇总在图 15-1。

在我的要求下，Sarah 开始监测自己的痛苦发作（表 15-2），列出了恐惧情境的等级排列。2 周后我见到她时决定首先处理社交恐怖症的回避问题。

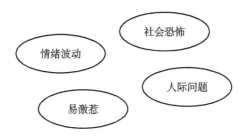

图 15-1　Sarah 问题的宏观分析

表 15-2　监测痛苦

情境	痛苦（0~100分）	想法
我在家学习，但注意力不够集中	70分	我永远不会成功。我是个失败者

2. 第3~6次访谈治疗　对患者带来的材料进行宏观分析，在此阶段可使用两个潜在的认知行为策略：对恐惧和害怕（若有）进行暴露性家庭作业，在日记中写下每日任务分配；介绍自动思维概念及其所致认知重建的概念。在 Sarah 的案例中，我两种策略都使用了，Sarah 评论"我现在明白了自己的坏脾气是有原因的"。

3. 第7~10次访谈治疗　治疗师在这部分介绍了 WBT，要求监测幸福感而不是痛苦，并结合了简化形式 WBT 中说明的方式（第13章）。在这样做的时候，Sarah 发现她对幸福感的耐受性较低（表15-3）。特别值得一提的是，她很少注意到经验的转移。她在大学的焦虑表现并未随时间而改变。

表 15-3　WBT 日记

情境	幸福	干扰想法或行为	观察者
我能学习 3 h 并富有成效	我感觉不错。我将能迅速通过此考试	不会持续很久。我会像往常一样琢磨每件事情	您富有成效的学习使时间不断增加。注意力可能下降，但不可避免

如 Akiskal 等所说，环性心境障碍患者很少将其情绪与当时的生活情境联系，甚至很少同这些情况中的想法联系。情绪波动，特别是易激惹-愤怒-暴发性发作，对人际关系及患者本人产生很大的压力，他们不能预测从这一刻到下一刻会有什么感觉。他们回避成为不可预测反应的促发焦虑情景。这破坏了他们对自我的感觉并造成恶性循环。CBT/WBT 认知重建的序贯联合治疗，连同与社交恐惧相关的家庭作业暴露，让 Sarah 能够更好地控制自己的情绪，并改善了她与男朋友及家人的关系。她在治疗结束时这样说："并不是我没有情绪起伏波动了，而是我知道该如何应对，让其更为缓和、持续时间更短。"

二、临床意义

环性心境障碍一般会随时间持续存在。分配到临床管理组中的患者，大多数在 2 年之后仍患病。但我们的发现提示这是一种可治疗的疾病。患者实际上可以学习如何降低对环境刺激的反应，识别情绪波动的警告。但只有我们成功减轻其生活中的焦虑时，这才可能发生。

对焦虑症的治疗，但凡适宜，总是优先于抑郁症状的处理。行为策略（特别是家庭作业暴露）也优先于认知重建。治疗的最后部分（第 7~10 次访谈治疗）包括监测轻躁狂发作和使用 WBT。Colom 和 Vieta 描述了轻躁狂的认知模型，该模型的特点是形成逃避批评性评价的积极武断推理、选择性证实最有利假设的想法、导致自我指示想法的过度个性化及过分包含刺激的倾向。这些认知形成了心理幸福感的不切实际的维度，与现实相冲突，如第10~12章详述。

在环性心境障碍中，轻躁狂想法一般时间较短。与幸福感维度方面，如环境掌控感、与他人的积极关系及自我接受等很少重叠。由WBT产生的认知重建让持久的幸福感取代轻躁狂的自动思维。即使是在双相障碍的躁狂阶段，发现患者自尊也比较低，而且夸张和自大反映的是患者对低水平幸福行为的代偿。

情绪的亚临床波动是治疗双相障碍患者的原则，可以出现在疾病的前驱期。可以想象的是，即使尚有待检验，治疗环性心境障碍的CBT和WBT序贯疗法与现用的心理治疗相比，就缓解双相障碍的复发率而言，可产生更为持久的作用。有人对使用锂盐预防但复发的双相障碍患者使用CBT处理残留症状进行了初步研究，尽管未采用WBT，但从这个意义上来说也是有前景的。

我们介绍的这个方法比双相障碍文献中的传统主题（心理教育、药物依从性、生活方式规律及复发预防）更有作为，这些一般仅用于药物治疗的补充。我认为对自我的积极评价、一种持续成长和发展的感觉、对生活充满目标和意义的信念、与他人具有高质量关系的拥有感、有效管理自己生活的能力和自我决定的感觉，组成了WBT方法的主题，除了情绪稳定剂治疗外，这些或许是治疗双相障碍的有用靶点。

参 考 文 献

[1] Merikangas KR, Akiskal HS, Angst J, et al. Lifetime and 12-month prevalence of bipolar spectrum disorder in the National Comorbidity Survey replication. Arch Gen Psychiatry, 2007, 64: 543-552.

[2] Batstra L, Frances A. Holding the line against diagnostic inflation in

psychiatry. Psychother Psychosom, 2012, 81: 5-10.

[3] Whitaker R. Anatomy of an epidemic: magic bullets, psychiatric drugs and the astonishing rise of mental illness in America. New York: Crown Publishers, 2010.

[4] Baldessarini RJ, Vázquez G, Tondo L. Treatment of cyclothymic disorder: commentary. Psychother Psychosom, 2011, 80: 131-135.

[5] Akiskal HS, Khan MK, Scott-Strauss A. Cyclothymic temperamental disorders. Psychiatr Clin North Am, 1979, 2: 527-554.

[6] Guidi J, Fava GA, Bech P, et al. The Clinical Interview for Depression: a comprehensive review of studies and clinimetric properties. Psychother Psychosom, 2011, 80: 10-27.

[7] Fava GA, Rafanelli C, Tomba E, et al. The sequential combination of cognitive behavioral treatment and well-being therapy in cyclothymic disorder. Psychother Psychosom, 2011, 80: 136-143.

[8] Tomba E, Rafanelli C, Grandi S, et al. Clinical configuration of cyclothymic disturbances. J Affect Disord, 2012, 139: 244-249.

[9] Baldwin DS, Allgulander C, Bandelow B, et al. An international survey of reported prescribing practice in the treatment of patients with generalised anxiety disorder. World J Biol Psychiatry, 2012, 13: 510-516.

[10] Fava GA, Offidani E. The mechanisms of tolerance in antidepressant action. Prog Neuropsychopharmacol Biol Psychiatry, 2011, 35: 1593-1602.

[11] Offidani E, Fava GA, Tomba E, et al. Excessive mood elevation and behavioral activation with antidepressant treatment of juvenile depressive and anxiety disorders: a systematic review. Psychother Psychosom, 2013, 82: 132-141.

[12] Colom F, Vieta E. Sudden glory revisited: cognitive contents of hypomania. Psychother Psychosom, 2007, 76: 278-288.

[13] Winters KC, Neale JM. Mania and low self-esteem. J Abn Psychol, 1985, 94: 282-290.

[14] Johnson FN. Different treatment modalities for recurrent bipolar affective disorders. Psychother Psychosom, 1986, 46: 13-22.

[15] Fava GA. Subclinical symptoms in mood disorder. Psychol Med, 1999, 29: 47-61.

[16] Miklowitz DJ. Adjunctive psychotherapy for bipolar disorder. Am J Psychiatry, 2008, 165: 1408-1419.

[17] Fava GA, Bartolucci G, Rafanelli C, et al. Cognitive-behavioral management of patients with bipolar disorder who relapsed while on lithium prophylaxis. J Clin Psychiatry, 2001, 62: 556-559.

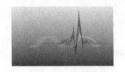

广泛性焦虑障碍

第 *16* 章

很多人都说自己一生都充满焦虑和紧张。若过度焦虑和担心超过一定临床阈值，则会产生广泛性焦虑障碍（generalized anxiety disorder，GAD）。这种紊乱应至少持续 6 个月，几乎每天都会发生，其症状包括坐立不安、疲劳、注意力困难、易激惹、肌肉紧张和睡眠困难。此外，个体在控制担心方面存在很大问题。诊断标准依据的是症状。但最为特殊的临床特点（不能放松）并不包含在以上描述的部分。这些患者从不会停止担心。他们害怕的事情很少发生，但其生活已经被毁。

Andy 是一名大学生，每门考试都让他大感焦虑。在其学习期间，焦虑从未减轻（显然，他对经验转移的概念并不熟悉）。在讨论其硕士论文之前，焦虑确实加重了。在他成功通过期末考试后，他就开始担心即将到来的毕业聚会。他对我说："我知道这个聚会并不重要。但我还是担心。这就是说我活该担心，从此生活中不会有好日子过？除了吃药之外，我还能做什么？"

很多 GAD 病例中都伴有其他精神障碍（如抑郁、广场恐怖），治疗一般都针对相关疾病。在这种临床背景下，宏观分析对确定治疗优先顺序是有帮助的。但有些病例则未见其他相关精神障碍，Andy 便是这种情况。

认知行为治疗（cognitive behavioral treatment，CBT）是无共病 GAD 的治疗首选，短期和长期均有明显改善。药物治疗或许可缓解，但效果仅限于在使用药物期间。Emanuela Offidani 的 meta 分析发现，与医生的常规想法相反，苯二氮䓬类药物优于抗抑郁药物或与其他抗抑郁药有相同疗效。GAD 一般为慢性、持续不断。治疗目标不应只针对症状和担心的减轻，而应包括恢复正常功能。因为这一原因，Chiara Rafanelli 和我设计了一项研究，对标准 CBT 与 CBT/WBT 序贯联合治疗进行了比较。如第 3 章所述，后面一种心理治疗策略效果更明显，在治疗及随访时均如此。以下方案源自于这项对照研究，并在临床实践中逐年改善。只有经过仔细初步评估后方可实施，如第 4 章所述。该方案并未介绍对当前药物治疗的处理，因为这一问题将第 17 章节中详细阐述。

一、第 1 次访谈治疗

本次访谈的目的是强调治疗师/患者关系的协作性质及在此背景中自我治疗的重要性。介绍了自我观察日记和简单的初始任务：监测严重发作时的痛苦，如表 16-1 所示。

表 16-1　痛苦日记

情境	痛苦（0~100 分）	思维和行为

在这一阶段，治疗师应禁止解释认知模型或提到心理幸福感。引导患者对焦虑的理解及其躯体后果。事实上，第 1 次访谈提供了了解患者当前问题及既往治疗史的机会，治疗可能包括药物和心理治疗。要求患者在结构化日记中报告焦虑急性发

作时的周围环境，按 0～100 分评分，其中 0 分为无焦虑，100 分为惊恐（表 16-1）。还要求患者报告焦虑发作时的思维和行为。

要求患者在 2 周之后带着日记复诊。第 1 次访谈的目标如下。①让患者自己述说感觉如何，当前和既往的痛苦及治疗史。②提供 8 次心理治疗访谈的结构和方式。③确定第一个沟通渠道，建立治疗联盟基础。④介绍自我治疗概念。⑤布置第一次家庭作业（日记）。

二、第 2 次访谈治疗

如第 6 章所讨论，当患者复诊时，会出现各种各样的可能性。若提交了材料，无论多少及何种格式，都应表扬患者的配合。若没带材料，则此次访谈专门探讨当前状况、阻抗、困难、误解，任何下一步的进展都推迟到后续访谈。医生与患者共同回顾日记。然后引入"自动思维"概念。第一个任务是"捕捉"自动思维。只有在正确识别的时候，才会对指导提供对照，让其舒缓下来，减轻焦虑发作时伴随的不可控制感。对患者可能提供的样例给予特别关注，对各个情景所涉及背景和认知类型的公平性也给予特别关注。鼓励患者在焦虑发作之后尽快在日记中报告自动思维。"您开始感觉焦虑时脑子里想的第一件事情是什么？"或"您在这种情况下主要担心什么？"之类的问题可能有益。焦虑发生期间或之后可能出现的行为也要注意，特别要关注回避模式。

然后让患者继续写日记，按照表 16-1 列出的格式，但对"自动思维"给予特别探查。若发现回避，则布置等级暴露家庭作业。要求患者在 2 周之内复诊。第 2 次访谈治疗的目标如下。①检查患者这 2 周总体过得如何。②查看日记及与其完成相关任务遇到的困难。③介绍自动思维的概念。④识别回避行为。

⑤继续布置家庭作业（日记，若合适继续等级暴露家庭作业）。

三、第3次访谈治疗

在此次访谈期间，治疗师检查家庭作业，表扬患者记录自动思维，若合适则表扬暴露家庭作业。治疗师与患者回顾自动思维的概念往往会有质的改变。在患者日记中引入观察者解释栏（另一人在相同情况中会想什么）（表16-2）。治疗师开始记录患者的观察者解释中的例子。

表16-2　痛苦日记

情境	痛苦（0~100分）	干扰想法和（或）行为	观察者

因此，鼓励患者发展不同视角，消除害怕并收集证据。识别并调整认知错误。让患者继续写日记，鼓励他（她）记录自己的观察者解释。让患者在2周之内复诊。第3次访谈的目标如下。①检查2周总体进展如何。②回顾痛苦日记，特别注意自动思维的识别。③发展对自动思维的替代性解释，介绍观察者解释栏。④酌情监测和增强暴露家庭作业。⑤继续布置家庭作业（识别自动思维、观察者解释栏、暴露家庭作业）。

四、第4次访谈治疗

医生表扬患者已做的工作，所使用的合作方法。在访谈中继续采用技术解决认知错误和回避过度。治疗师回顾日记，特别关注观察者解释，在患者的帮助下完成漏填或填写不准的部分。鼓励患者对自动思维立刻做出反应。对患者实施"自我治疗"所做的努力进行表扬。若患者未走出数据采集步骤，则临床医生和患者一起找出那些可能的障碍。

在本章开始介绍的 Andy 案例出现了焦虑性思维的以下几方面。威胁的可能性大（结局差是最大的可能性，如"这肯定会出错"）；威胁严重程度加重（预计可能出现最坏结局）并有极端的二分性想法（dichotomic thinking）（如"若我做不好，将会立刻被解雇"）；能力不足感（如"我不能做到别人期望的那样"）。

由于 Andy 最近在一家公司开始毕业实习，第 1 次面对工作环境，因此诱发了以上的内容。鼓励患者继续家庭作业，告知打破固有习惯和思维方法并不容易。这可能需要更长时间的努力。要求患者在 2 周之内复诊。

第 4 次访谈治疗的目标如下。①检查 2 周总体进展如何。②检查痛苦日记，特别注意自动思维的识别。③对比自动思维和回避/逃避行为，鼓励在内心进行自我治疗。④继续布置家庭作业（识别自动思维、观察者解释、暴露家庭作业）。

五、第 5~8 次访谈治疗

从第 5 次访谈治疗开始的序贯联合治疗 WBT 部分，是第 13 章所述的简化、CBT 后 WBT 形式之一。在第 5 次访谈时需要特别注意，这代表了上次 CBT 中痛苦导向家庭作业的访谈，将转向引入幸福导向的治疗。要用的一条通用规则是完成这些所述方法的步骤，找出访谈的顺序更为重要。换句话说，若患者尚未掌握前一步骤内容，则贸然进入下一步骤并不是个好的做法。如患者在识别自动思维方面有困难，则引入观察者解释栏并没有实际作用。同样，进入 WBT 部分需要患者在 CBT 部分取得足够进步。否则最好推迟 WBT 干预，因为在第 13 章介绍的简化型，需要识别自动思维并发展可替代性解释。

在 GAD 的背景下，与认知治疗中习惯性监测痛苦发作相比，在 CBT 框架中加入 WBT 能更为全面地识别自动思维。如日常事务管理的感知改善（环境控制感）会导致与角色功能相关的悲观认知扭曲减少。不足为奇的是，增强自信和减轻沮丧是为治疗 GAD 而设计的焦虑管理程序。据报道，人际交往困难是 CBT 后的重大残留问题。WBT 中强调与他人的积极关系和自我接受可改善患者对人际关系的误解（刻板且不愿妥协）。

同样，克服呆滞感（个人成长）并提供方向感（生活目的）可刺激自我帮助和暴露。来自 Andy 的幸福日记摘录了这些机制（表 16-3）。完整病历为这些进程提供了其他有用的见解。

WBT 对焦虑作用的一个重要提示来自我们研究组成员 Fiammetta Cosci 的一份病例报告。她指出，自动思维识别困难的患者，因为监测类型的变化，使用 WBT 时会发现困难较少（幸福而非痛苦）。

表 16-3　Andy 的幸福日记

情境	幸福（0~100 分）	干扰想法和（或）行为	观察者
我能处理工作中的新情况	进展顺利（30 分）	我做对了，但显示我的能力不足	我学得越来越多，也越来越好。我会做一些错事，但我完全有机会纠正

六、WBT 方法用于广泛性焦虑障碍的临床意义

关于 WBT 用于 GAD 的随机对照研究结果为序贯治疗提供

了支持，即第一阶段使用认知重建和暴露，后续阶段使用 WBT。因此，GAD 序贯使用心理治疗策略和序贯使用药物及心理治疗相比对改善情感障碍有相似性。这些随机对照研究的样本未共病精神病。因此，即使尚有待检验，其他疾病共病 GAD 时，序贯使用 WBT/CBT 特别有用，如情感障碍。焦虑性抑郁可能是一个非常适合的临床靶点（重性抑郁障碍与 GAD 共存），此病对抗抑郁药的疗效差，这是当前精神疾病治疗的一个重大挑战。

参 考 文 献

[1] American Psychiatric Association. Diagnostic and statistical manual of mental disorders (5th ed.). Washington DC: Author, 2013.

[2] Clark DA, Beck AT. Cognitive therapy of anxiety disorders. Science and practice. New York: Guilford Press, 2010.

[3] Fava GA, Tomba E. Treatment of comorbid anxiety disorders and depression. In Emmelkamp PMG, Ehring T (eds). The Wiley Handbook of Anxiety Disorders. Vol. II. Chichester: Wiley, 2014: 1165-1182.

[4] Offidani E, Guidi J, Tomba E, et al. Efficacy and tolerability of benzodiazepines versus antidepressants in anxiety disorders: a systematic review and meta-analysis. Psychother Psychosom, 2013, 82: 355-362.

[5] Rickels K. Should benzodiazepines be replaced by antidepressants in the treatment of anxiety disorders? Fact or fiction? Psychother Psychosom, 2013, 82: 351-352.

[6] Balon R. Benzodiazepines revisited. Psychother Psychosom, 2013, 82: 353-354.

[7] Fava GA, Ruini C, Rafanelli C, et al. Well-being therapy of generalized anxiety disorder. Psychother Psychosom, 2005, 74: 26-30.

[8] Butler G, Cullington A, Hibbert G, et al. Anxiety management for persistent generalised anxiety. Br J Psychiatry, 1987, 15: 535-542.

[9] Borkovec TP, Newman MG, Pincus AG, et al. A component analysis of cognitive behavioral therapy for generalized anxiety disorder and the role of interpersonal problems. J Consult Clin Psychol, 2002, 70: 288-298.

［10］Ruini C, Fava GA. Well-being therapy for generalized anxiety disorder. J Clin Psychol, 2009, 65: 510-519.

［11］Cosci F. Well-being therapy in a patient with panic disorder who failed to respond to paroxetine and cognitive behavior therapy. Psychother Psychosom, 2015, 84: 318-319.

［12］Fava GA, Tomba E. New modalities of assessment and treatment planning in depression. CNS Drugs, 2010, 24: 453-465.

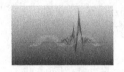

惊恐和广场恐怖症

第 17 章

广场恐怖症是最为常见且让人痛苦的惊恐障碍。自 Westphal 在 1871 年描述以来，就不断有文献报道。

焦虑在密闭的空间内最为强烈，如商店、交通工具、电影院、剧院或教堂内，特别是发现自己被一大群人包围时。患者开始感觉发热、发慌、震颤、变呆及惊慌失措。在这样的人群或管道中等待会引起焦虑剧增，导致患者在恐惧和尴尬中逃离。问及这些体验时，部分患者会描述担心有其他人在场时发生惊恐发作或晕厥，或担心被人看见或出现不可控制的状态，他们认为这极度丢人和尴尬。一旦出现晕厥发作，恐惧就一定会增强，部分患者在此后完全不能购物，甚至不能在街上独自行走。尽管患者在密闭拥挤的空间内焦虑感最为强烈，但在整个这段时间内仍有一定程度紧张。

这是经典精神病学教科书中对广场恐怖症的描述，此书是 William Mayer-Gross、Eliot Slater 和 Martin Roth 的意外相遇、友谊及科学合作的结晶。

广场恐怖症的现象学发展可按照分期进行分类。表 17-1 描述了这种发展。发展的第一阶段包括一些易患因素，如遗传缺陷、病前人格（特别是依赖性和回避伤害）、焦虑敏感性、疑病性恐惧和观念。这些因素的相对权重可能有个体差异，可能会导致潜在回避模式，最终导致广场恐怖症（第 2 次）。

对于部分患者，广场恐怖症可能限于轻度到中度（表17-1），而其他患者的这些回避点"当某人进入一个角落，无法维持进一步回避，或生活情况不再允许这样做，惊恐随之而来"。

表 17-1 广场恐怖症分期（Fava 等修订）

1 期 广场恐怖症前	存在焦虑（包括健康焦虑和焦虑敏感）和（或）分离性恐惧和（或）依赖和回避伤害等人格因素和（或）心理幸福感受损
2 期 广场恐怖症	按 DSM-5 标准，对处于难以逃离的场所或环境有轻度（对痛苦有部分回避或忍耐，但生活方式相对正常）或中度恐惧（限制了生活方式）
3 期 惊恐障碍（急性期）	出现惊恐发作并发生惊恐障碍（DSM-5）。广场恐怖症和焦虑加重。健康焦虑可能会变为疑病症和（或）疾病恐怖和（或）害怕死亡。可能会出现意志消沉和（或）重性抑郁障碍
4 期 惊恐障碍（慢性期）	按 DSM-5，广场恐怖症可能会加重（回避的结果为患者几乎完全待在家里），当惊恐障碍超过 6 个月时，疑病性恐惧及观念可能会明显。重性抑郁的易患性增加

两项独立研究发现，40 名惊恐障碍伴广场恐怖症的患者，大多数在首次惊恐障碍发作之前有前驱症状（广场恐怖、疑病、广泛性焦虑）。这些发现都是用相当谨慎的方法获得的：仔细记录症状发生的日期，可靠并有效的探测方法和适用于前驱症状和亚临床症状之严格的症状定义以及推迟晤谈直至急性期紊乱消退（回忆的扭曲减少到最小）。不足为怪的是，后来的研究都证实了这些发现，这在其他地方有详细描述。

因此，前驱期回避应激性生活事件一起可点燃蓝斑的中央去甲肾上腺素神经元。惊恐发作可能诱发前驱症状明显加重：广泛性焦虑可能需要强大的前馈内涵，广场恐怖症可明显加重，非特异性健康焦虑可能变为严重的疑病恐惧和死亡恐怖（害怕死亡，3期）。

广场恐怖症的惊恐障碍发病过程是其他精神病性并发症的促发因素，特别是抑郁症（第4期）。应激性生活事件与其他因素一起在惊恐障碍或继发性抑郁的发生中可能具有一定作用。

这四个阶段模型有局限性，可能不适用于所有广场恐怖症患者（如患者可能在惊恐障碍之前或当时出现抑郁）。但它有启发价值，可以解释为什么无惊恐发作的广场恐怖症比有广场恐怖的惊恐发作更为常见。这可以解释为何疑病性恐惧、信念及焦虑敏感性能够随着惊恐障碍伴广场恐怖症的行为或药物治疗而改善，但在已康复患者中则报告为前驱症状或残留/病前素质。更重要的是，在评估和了解对伴广场恐怖症的惊恐障碍的治疗引起的变化方面可能具有价值。

通过家庭作业在家进行暴露是伴惊恐障碍的广场恐怖症的治疗选择。基于暴露的干预常有其他认知策略，即使尚无证据证明有更多成分（如认知重建、呼吸再训练），与单独暴露相比，可改善结局。抗抑郁药和苯二氮䓬类药物对广场恐怖症和惊恐发作也有效。主要差异是临床作用持续时间：家庭作业暴露可产生持久改善，但精神药物在停用之后作用会消退。如前一章所述，苯二氮䓬类药物比抗抑郁药更为有效，这与多数精神科医生的看法相悖。药物和心理治疗联用不会产生更多作用。事实上，两项研究都发现其有害。

对达到惊恐水平的广场恐怖症患者的治疗存在一个重大问题，很大一部分患者（至少1/3）对治疗无效或治疗脱落。在一项对照试验中，采用交叉设计，三种治疗方法（即单用暴露、丙米嗪和认知疗法补充暴露）在对暴露无效的DSM-4标准诊断的惊恐障碍和广场恐怖症21例患者样本中进行了比较。12/21的患者在试验中获得缓解（无惊恐状态）。其中8例在单用暴露后出现，2例在其他治疗后出现。3例患者脱落。惊恐障碍对暴露的抵抗与家庭作业暴露的依从性较低有关。依从性（特别是行为环境）需要耐心和激励。因此，可以想象，WBT 或许可以通过症状导向治疗来获得改善、增加依从性或两者都有。

给 6 例治疗后仍有惊恐障碍的患者提供 1 个疗程的幸福治疗，其中 3 例患者接受。WBT 与延长家庭内作业暴露相关。3 例患者中有 2 例达到无惊恐状态。显然，很难从一项这么小规模的试验得出结论，况且其中有半数患者仍罹患惊恐障碍。可能中间有安慰剂（非特异性）效应，未成功完成三项连续试验的患者也不大可能得出结论。由于这项对照试验揭示了时间因素的重要作用，其结果可能只是因为延长暴露时间所致。但 WBT 可能也帮助了 2 例暴露治疗患者增加了其对暴露家庭作业的依从性。按照治疗师的评定，这实际上也获得了改善。Fiammetta Cosci 介绍了 1 例惊恐障碍、广场恐怖症和重性抑郁障碍发作的患者，他对帕罗西汀和 CBT 治疗无效，但 WBT 治疗却成功了。该患者没有在认知治疗中通过监测痛苦来识别自动思维，但却能通过 WBT 监测幸福感而识别。有意思的是，在 WBT 之后，她也能够完成认知治疗。

当然，这些结果也不足以证明使用 WBT 合理。但本章列出基于暴露治疗和 WBT 联用的治疗方案，这不同于我在抑郁、环性心境障碍和广泛性焦虑障碍中介绍的联用类型。从临床证明来看，患有惊恐障碍和广场恐怖症且缓解的患者，其心理幸福感水平显著低于与之匹配的健康对照者。此外，还有人提出 WBT 在惊恐障碍等焦虑紊乱的药物治疗停用中也有一定作用，本章后文将详细阐述。

一、惊恐障碍和广场恐怖症的治疗

治疗方案包括 12 次访谈，每次持续 45 min，每 2 周 1 次。制定此方案的依据是行为暴露家庭作业，但最后 4 次为 WBT 与暴露联用。治疗是基于仅用暴露家庭作业和无治疗师辅助暴露治疗的反馈。我们将此方案归功于伦敦 Isaac Marks 教授的杰出工作。这种方案在一项 RCT 研究和两项开放性纵向研究中使用过。

二、第 1 次访谈治疗

本次访谈的目的是强调治疗师/患者的协作关系及在此背景中自我治疗的重要性。获得患者的自我感觉及治疗史，治疗师要求患者在日记中报告可能害怕或不舒服的感觉以及回避或面对痛苦的情况。在此阶段，我不提及行为任务、认知模型（此方案并不包括认知重建或其他相关技术）或心理幸福感。引导出患者对焦虑及其躯体结果的理解。

多数患者在开始时就使用抗精神病药。建议患者继续，待时机成熟可以将其摆脱，也就是出现一定程度缓解时。临床医生和患者在商议后决定确切的时间。

要求患者在 2 周之后带着日记复诊。第 1 次访谈的目标如下。①让患者自己述说感觉如何，当前的和既往的痛苦，治疗史。②提供 12 次心理治疗的结构和方式。③确定第一个沟通渠道，建立治疗联盟基础。④介绍自我治疗概念。⑤布置第 1 次家庭作业。

三、第 2 次访谈治疗

如前一章所述，当患者复诊时，会出现各种各样的可能性。若患者带来了材料，则对其合作给予表扬。若没带材料，则此次访谈专门探讨当前状况、阻抗、困难、误解，将下一步的进展都推迟到后续访谈。向患者解释："除非您把日记带来，否则我们无法开始工作。"我曾将 1 名患者转给临床心理医生做行为暴露，1 年之后他回到我这。"您说过这是个短暂的治疗，但它却不是。我做了 20 多次，但我还是在原地徘徊，"她解释道。用了 18 次访谈才让他将日记带来，真是太糟糕了。

医生回顾患者的日记。我们思考 Jill 的案例。Jill，32 岁，是一家综合医院的心内科医生。她有惊恐发作，尽管自己开了舍曲林（目前每日 50 mg；之前每日最高 100 mg），但每月仍会发作数次。自己开抗精神病药是医生的一种不良习惯。她用过 2 年的舍曲林，因为在心内科工作，教会了她给心肌梗死后任何情绪低落的患者开此药，这种未经证实的做法是宣传特别成功的另一典范。她的广场恐怖症比较微妙，经常发生。她能每日去上班（单程驾车 20 km），但避开做任何不同的事情。她在表 17-2 中列出了回避或忍受痛苦的情景。她目前单身独居，尽管不喜欢，但也学会了与之相处。不出所料，她的清单只是冰山一角。我怀疑她的临床表现还有更多，到时便会出现。

表 17-2　回避或忍受痛苦的情况列表（0~100 分）

回避或忍受痛苦的情况	分值（分）
去购物中心	80
在市中心	80
拥挤的环境	80
外出就餐	70
与陌生人见面	80
独自在家	40

对其日记进行初次评估后，我一般使用在我职业生涯初期看过的一个患者的故事。

一名青少年男性反复惊恐发作，特别是在高中时。每次他都打电话让父母接其回家。第一次见他时，我就简单告诉他，不能轻易放弃（他缺课多日，难以继续高中课程）。"你必须努力对抗，下次见面我会向您解释为什么。"2周之后回来，他讲了以下故事。"因为要买东西，我不得不去了一家商店。一进去时，一场'音乐会'便开始了。首先是一些我尚能控制的乐器（心悸、发抖、肌肉紧张）。但我开始感觉不稳和头晕时，却不能克服，不得不离开了我待的地方。"这是他在商店发生的情况，但他记住了我的话（"不要一有症状就放弃"）并留了下来。1 min之后，这场"音乐会"结束了。他为自己的成就感到欣慰（"比我想象的要简单"）。第二天他骑车去看一位朋友，以前也去过，但这次突然出现了一次惊恐发作。尽管预测去商店会引发焦虑，但这次惊恐发作十分意外，因为是在熟悉的环境中发生的。他不能继续，便回家了。这种痛苦持续了数小时。他告诉我知道自己得了什么病。"它就像一条犬，如果你不表现出任何害怕（即使您实际上受到惊吓），则犬会离开你而不会攻击。但若犬知道你害怕了，正准备逃跑，犬便会追赶并攻击你"。

然后我向患者解释他不得不面对这条犬，学会不表现出害怕，不管内心有多混乱。知道了"所有犬的诡计"，治疗师能给的唯一帮助是阐述最佳暴露策略。事实上也为患者安排了暴露策略。它强调定期、长时间暴露于恐怖情境的重要性，并在日记中如实记录。这种治疗的核心原则是劝说患者再次进入恐怖场景，即使随之出现焦虑，也要留在原处。强调了回避行为的伤害性后果。

临床医生在日记中写下任务分配；这些任务只占工作的最小一部分。鼓励患者做更多事情。Jill的任务分配见表17-3，均从约见之日开始。

这些任务兼顾了Jill每天工作时间长，很少有时间做其他事情。每次练习完成后，要Jill对其难度按0~100分进行评分。

第2次访谈治疗目标如下。①检查患者这2周总体过得如何。②查看日记及遇到的困难。③布置随后2周的家庭作业。④解释任务布置并鼓励。

表 17-3　Jill 的家庭作业任务

时间	家庭作业任务
周三	停在回家路上去超市
周四	停在回家路上去商店
周五	晚餐后步行 10 min
周六	去超市
周日	上午步行 20 min
周一	停在回家路上去商店
周二	停在回家路上去超市
周三	停在回家路上去书店
周四	晚餐后步行 20 min
周五	停在回家路上去商店
周六	去市中心购物
周日	步行 30 min
周一	停在回家路上去超市
周二	停在回家路上去书店
周三	下次约见

四、第 3~7 次访谈治疗

在访谈中，医生检查 2 次访谈期间过得如何，检查所布置的家庭作业，包括对患者进行评定。每次都简短讨论任务，特别是当有问题或患者未完成任务时。告知患者惊恐发作对身体并无害处，存在时间较短，惊恐在充分检查之后方能消退。

Detre 和 Jarecki 描述了精神病理学中的"反跳现象"：随着病情缓解，又会逐渐复现，即使是按相反顺序，但很多阶段和症状都是在其发生期间见过的。Rifkin 等发现，用阿普唑仑和安慰剂治疗后，惊恐发作均在广场恐怖症之前缓解。在我们的一项研究中报道了针对广场恐怖症的 6 次行为治疗后，所有患者仍报告有惊恐发作，但是广场恐怖症明显改善。暴露改变了惊恐发作的频率、持续时间和质量。继续 6 次行为治疗，使广场恐怖症进一步改善，使得大多数患者的惊恐发作都减轻。对惊恐障碍前驱症状的现象顺序进行了回顾性观察（第 2 阶段到第 3 阶段），又经前瞻性观察得到证实：暴露减少回避，导致广场恐怖症和惊恐改善，最终惊恐消失，而广场恐怖症却持续存在，但程度减轻很多。支持反跳现象的另一个事实，即广场恐怖症性回避在惊恐复发的前一年内增加，但在惊恐复发之后又进一步增加。因此惊恐障碍的前驱症状一般都会转变为残留症状，反过来可能会进展为复发的前驱症状。

暴露家庭作业在早期访谈实施，一般不会导致惊恐消失。但惊恐发作越来越轻，症状越来越少，逃跑企图也明显减少（那只"犬"，尚未得到足够重视的惊恐发作的行为部分）。一旦出现惊恐前驱症状，患者的反应方式（战斗反应）不同于治疗之前的方式。Jill 对困难的初始反应是拒绝，然后抗争，情绪时好时坏（我总是讲述我的石膏故事），这展示了她的灵活性。

访谈每 2 周 1 次。临床医生每次都查阅材料，补充新的进步任务。技术上的困难是能找到任务的中间步骤，找出每例患者的细微恐惧等级。

第 3~7 次访谈治疗目标如下。①检查 2 次访谈之间的时间段。②查看患者的日记及遇到的困难。表扬家庭作业。③布置家庭作业（暴露于困难不断增加的情境）。④解释任务并鼓励。

五、第 8 次访谈治疗

这是将 WBT 补充到暴露家庭作业的访谈。这不同于以前的补充，因为这不会取代一线治疗方法（cognitive behavioral treatment，CBT），而是起到增效的作用。与 GAD 中不同的是（第16章），该增效方法并不需要患者成功完成了以前步骤，因为 WBT 实际上可作为一种暴露动机，现已发现 WBT 可用于治疗难治性病例。

本次访谈的第一部分沿袭了之前访谈（第 2 ~ 7 次）的形式，但要患者找出新的任务。因此鼓励患者在独立日记中监测幸福的实例，如第 6 章详述，并在 2 周之后复诊。

第 8 次访谈治疗目标如下。①检查 2 次访谈之间的时间段。②查看患者的暴露日记及遇到的困难。③布置家庭作业（暴露于困难不断增加的情境）。④幸福日记。

六、第 9 次访谈治疗

与很多患者一样，Jill 受邀监测幸福感时，反映这是不可能完成的任务（"我从没感觉好过"）。但她能带来几个幸福例子，特别是当其家庭作业进展顺利的时候。与此同时，她的活动范围大幅提高：她又乘坐了飞机（数年后），有时在周末离开家乡出游。此次访谈的前半部分仍主要基于对行为暴露的查看（见此前访谈），后半部分考虑幸福日记。让患者报告导致幸福感提前停止的思想或行为，如第 6 章详述。第 9 次访谈治疗目标如下。①检查 2 次访谈之间的时间段。②检查暴露日记，找出问题和成绩。表扬和鼓励。③查看幸福日记；介绍对干扰幸福的想法或行为的监测。④开始了解让患者感觉更好的感觉和体验，包括最佳经验。⑤继续布置家庭作业（暴露和幸福日记）。

七、第 10 次访谈治疗

暴露家庭作业使大部分患者的惊恐发作消失。这是 Jill 暴露治疗第二部分的真实情况（第7~12次访谈治疗）。

但"那只犬又在叫了"的失望情况仍会出现。Jill也知道自己仍在使用舍曲林，会纳闷若不使用，将会发生什么。我回答说，当惊恐发作时，她也在使用舍曲林，因此药物对惊恐不一定有帮助。然后她说出了重要的担心"您所说的也是可能的，但如果不用舍曲林，我将陷入抑郁和无望。如果没有抗抑郁药，我就觉得自己是个懦夫。"我告诉她（不要忘了她是个医生）抗抑郁药在2年之后不大可能比安慰剂更有效，我准备在短期内给她展示我的论点。查看幸福日记时，出现了表17-4中所描述的情况。

表17-4　幸福日记

情境	幸福（0~100分）	干扰想法和（或）行为
在罗马度周末一切顺利，我喜欢这座城市	我重新开始生活了；我较最初取得了很多进步（60分）	这不会持久。很快我又会回到痛苦之中

然后给Jill介绍"自动思维"的概念，要她去寻找它们，如第7章所列。还让她将舍曲林的剂量从每日50 mg减到25 mg。我希望我们能有点运气，减药不要出现停药症状，这会给她带来麻烦。

第10次访谈治疗目标如下。①检查2次访谈之间的时间段。②检查暴露日记，找出问题和成绩。表扬和鼓励。③查看关于自动思维识别的幸福日记。④介绍观察者栏。⑤继续布置家庭作业（暴露和幸福日记）。

回顾暴露部分不应超过1/3的时间。让患者在2周之内复诊。

八、第 11 次访谈治疗

Jill 能有效记录幸福日记，捕捉自动思维，介绍观察者解释。减少舍曲林的剂量并未让焦虑或抑郁情绪产生任何变化。考虑到这类药物减量后经常会发生的情况，我认为自己这次有点走运，我准备在本章末简要介绍停药反应。因此我决定停用舍曲林，并给她一个选择，当需要时，她可以继续使用以前用过的溴西泮。对自动思维的讨论显示患者在环境掌控和人际关系两个维度均有损害，患者开始意识到这些。与此同时，她明白自己的个人成长已有巨大进步，如表 17-5 所述示例。

表 17-5　Jill 的幸福日记

情境	幸福（0~100分）	干扰想法和（或）行为	观察者
工作时我能主张自己的权利	这是我第一次能这么做。我变得好起来（80分）	这是个小事情。你的同事会像往常一样利用你	这并不是个别案例。我生活的各个方面都有改进

第 11 次访谈治疗与前一次相同，分为暴露和幸福部分。主要目标如下。①检查 2 次访谈之间过得如何，以及患者对治疗即将终止的感觉。②回顾暴露日记。③回顾幸福日记，根据心理幸福维度进行认知重建。④继续布置家庭作业（暴露和幸福日记）。在说害怕和感觉的时候提到终止治疗。让患者在 2 周之内复诊。

九、第 12 次访谈治疗

在最后一次访谈治疗中，进一步探讨治疗终止相关的问题。

回顾暴露和幸福日记。进一步巩固自我治疗概念：患者要靠自己工作。需要之时，总能通过电话或预约找到医生。不管有任何情况，他都想在1年内再看到患者。第12次访谈的目标如下。①检查患者对治疗终止的感觉。②查阅幸福日记，强调幸福各个方面及痛苦的量都有改善。③讨论限制WBT自我治疗的困难。④通过认知重建调节幸福的心理维度。⑤确定是否要日后"助推性"（booster）访谈，安排随访。再次强调自我治疗从不停止，个人成长永不停止。

Jill停用舍曲林没有问题，这强化了她不用药可以生存下去的信念（有点运气常是由于心理治疗的保佑）。她说想永远摆脱这只"犬"（她感觉这只犬还在），于是决定出国6个月。"我生活的各个方面都需要有点改变。"她选择了不发达国家，知道所面临的挑战。此后我又见了她一次（延长到9个月）。她比离开之前好得多。她还计划在意大利更换目前的工作。"我正在成长"，她笑着说。

十、停用精神类药物

近年来，焦虑障碍的药物治疗有很大的变化：苯二氮䓬类药物逐步被抗抑郁药取代（特别是SSRI，文拉法辛和度洛西汀）。这种转变可认为是精神病学宣传的杰出成就，因为有证据表明苯二氮䓬类药物比抗抑郁药更为有效或同等有效。这种转变的一个主要动力是苯二氮䓬类药物有依赖风险。但对于多数新型抗抑郁药，使用一定疗程后，会产生类似或更明显的问题。我们与Chiara Rafanelli和Elena Tomba一起探讨了惊恐障碍和广场恐怖症患者逐渐减用SSRI后出现停药症状的概率。各种条件都判定为理想的：所有患者使用行为治疗都完全缓解，从心理上做好了逐渐减量并停用的准备。让我们惊讶的是，20例患者中有9例（45%）出现停药症状，其中3例患者除外，其余均在 1 个月内症状消退。这 3 例都使用了帕罗西汀，表现出情绪恶化、疲劳、情绪不稳定、睡眠困难、易激惹和活动过度。结果发表之后，我收到很多患者的电子邮件，让我意识到这些持续性停药后障碍比我想象的更为常见，促使我在网站上对它们进行描述。我决定向一位好友寻求帮助：Guy Chouinard 教授是著名的精神药理学家，将很多药物运用于临床。他在我们之前就报道过持续性停药后障碍的现象。在我们团队其他研究人员、Carlotta Belaise、Alessia Gatti、Chouinard 及自己女儿 Virginie-Ann 的帮助下，对网站进行了批判性检查，我们的临床资料也得到了解释。对文献进行系统综述，提示医药界为停用 SSRIs 和 SNRIs 杜撰出来的"停药综合征"这一术语，实际上是有误导的。如何帮助患者克服这些持续性停药后障碍？我们与 Carlotta Belaise 一起设计了 CBT/WBT 序贯联合治疗，包括 6～16 次访谈，这在其他地方已有详细叙述。对于 Jill 案例，务必要传达"停抗抑郁药后还要生活"这一信息，WBT 或许是通往这个自由之路的有利工具。

参 考 文 献

[1] Fava GA, Rafanelli C, Tossani E, et al. Agoraphobia is a disease. Psychother Psychosom, 2008, 77: 133-138.

[2] Mayer Gross W, Slater E, Roth M. Clinical psychiatry. London: Bailliere Tindall, 1977.

[3] Cosci F, Fava GA: Staging of mental disorders. Psychother Psychosom, 2013, 82: 20-34.

[4] Fava GA, Mangelli L. Subclinical symptoms of panic disorder: new insights into pathophysiology and treatment. Psychother Psychosom, 1999, 68: 281-289.

[5] Furlong FW. Antecedents of 'spontaneous' panic attacks. Am J Psychiatry, 1989, 146: 560

[6] Fava GA, Grandi S, Canestrari R. Prodromal symptoms in panic disorder

with agoraphobia. Am J Psychiatry, 1988, 145: 1564-1567.

[7] Fava GA, Grandi S, Rafanelli C, et al. Prodromal symptoms in panic disorder with agoraphobia: a replication study. J Affect Disord, 1992, 26: 85-88.

[8] Emmelkamp PMG. Behavior therapy with adults. In Lambert MJ (ed) Bergin and garfield's handbook of psychotherapy and behavior change. sixth edition. New York: Wiley, 2013: 343-392.

[9] Fava GA, Rafanelli C, Grandi S, et al. Long-term outcome of panic disorder with agoraphobia treated by exposure. Psychol Med, 2001, 31: 891-898.

[10] Offidani E, Guidi J, Tomba E, et al. Efficacy and tolerability of benzodiazepines versus antidepressants in anxiety disorders: a systematic review and meta-analysis. Psychother Psychosom, 2013, 82: 355-362.

[11] Rickels K. Should benzodiazepines be replaced by antidepressants in the treatment of anxiety disorders? Fact or fiction? Psychother Psychosom, 2013, 82: 351-352.

[12] Balon R. Benzodiazepines revisited. Psychother Psychosom, 2013, 82: 353-354.

[13] Marks IM, Swinson RP, Başoğlu M, et al. Alprazolam and exposure alone and combined in panic disorder with agoraphobia. A controlled study in London and Toronto. Br J Psychiatry, 1993, 162: 776-787.

[14] Barlow DH, Gorman JM, Shear MK, et al. Cognitive-behavioral therapy, imipramine, or their combination for panic disorder: A randomized controlled trial. JAMA, 2000, 283: 2529-2536.

[15] Fava GA, Savron G, Zielezny M, et al. Overcoming resistance to exposure in panic disorder with agoraphobia. Acta Psychiatr Scand, 1997, 95: 306-312.

[16] Fava GA. Well-being therapy: conceptual and technical issues. Psychother Psychosom, 1999, 68, 171-179.

[17] Cosci F. Well-being therapy in a patient with panic disorder who failed to respond to paroxetine and cognitive behavior therapy. Psychother Psychosom, 2015, 84: 318-319.

[18] Fava GA, Rafanelli C, Ottolini F, et al. Psychological well-being and residual symptoms in remitted patients with panic disorder and agoraphobia. J Affect Disord, 2001, 65: 185-190.

[19] Belaise C, Gatti A, Chouinard V-A, et al. Persistent postwithdrawal disorders induced by paroxetine, a selective serotonin reuptake inhibitor, and treated with specific cognitive behavioral therapy. Psychother Psychosom, 2014, 83: 247-248.

[20] Marks IM. Fears, phobias and rituals. New York: Oxford University Press, 1987.

[21] Fava GA, Grandi S, Canestrari R, et al. Mechanisms of change of panic attacks with exposure treatment of agoraphobia. J Affect Disord, 1991, 22: 65-71.

[22] Rafanelli C, Sirri L, Grandi S, et al. Is depression the wrong treatment target for improving outcome in coronary artery disease? Psychother Psychosom, 2013: 285-291.

[23] Detre TP, Jarecki HG. Modern Psychiatric Treatment. Lippincott: Philadelphia PA, 1971.

[24] Rifkin A, Pecknold JC, Swinson RP, et al. Sequence of improvement in agoraphobia with panic attacks. J Psychiat Res, 1990, 24: 1-8.

[25] Fava GA, Zielezny M, Savron G, et al. Long-term effects of behavioural treatment for panic disorder with agoraphobia. Br J Psychiatry, 1995, 166: 87-92.

[26] Fava GA, Kellner R. Prodromal symptoms in affective disorders. Am J Psychiatry, 1991, 148: 823-830.

[27] Fava GA. Rational use of antidepressant drugs. Psychother Psychosom, 2014, 83: 197-204.

[28] Fava GA, Bernardi M, Tomba E, et al. Effects of gradual discontinuation of selective serotonin reuptake inhibitors in panic disorder with agoraphobia. Int J Neuropsychopharmacol, 2007, 10: 835-838.

[29] Bhanji NH, Chouinard G, Kolivakis T, et al. Persistent tardive rebound panic disorder, rebound anxiety and insomnia following paroxetine withdrawal. Can J Clin Pharmacol, 2006, 13: 69-74.

[30] Belaise C, Gatti A, Chouinard VA, et al. Patient online report of selective serotonin reuptake inhibitor-induced persistent postwithdrawal anxiety and mood disorders. Psychother Psychosom, 2012, 81: 386-388.

[31] Fava GA, Gatti A, Belaise C, et al. Withdrawal symptoms after selective serotonin reuptake inhibitors discontinuation. Psychother Psychosom, 2015, 84: 72-81.

[32] Chouinard G, Chouinard VA. New classification of selective serotonin reuptake inhibitor (SSRI) withdrawal. Psychother Psychosom, 2015, 84: 63-71.

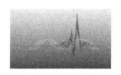

创伤后应激障碍

第18章

　　创伤后应激障碍（post-traumatic stress disorder，PTSD）是一种越来越受到关注的疾病，DSM-5中关于PTSD的诊断标准也变得更为复杂。包括暴露于实际的或可能的死亡、严重伤害或性暴力，症状表现为侵入性记忆、噩梦和闪回，持续回避与创伤事件有关的刺激，认知、情绪、唤起和反应的改变。现有的几项在CBT框架下的治疗方法主要集中于暴露内在刺激，称之为创伤记忆，（在认知加工治疗中）可以通过行为方法（想象暴露）、认知重建、心理教育等单一或组合的方法来处理，可与其他技术如眼动脱敏和再加工（eye movement desensitization and reprocessing，EMDR）、场景再现治疗（imaginal rehearsal therapy）相结合，让患者去面对创伤记忆。

　　我经常思考让患者重新生活在创伤中是否真有必要，或还有其他的方法让患者康复。在我的实践中很少遇到PTSD的患者。如果有PTSD加盟者来就诊，我不会去处理核心的创伤事件，也不会使用想象暴露或简短报告的方法，在通常情况下也不会采用精神药物。关于这些案例我曾与Marks教授讨论过，他建议我在一个联合发表中报道这些案例。有两个成功的案例，一个是患者通过一系列的WBT家庭作业暴露（案例1），另一个是患者通过单纯的WBT治疗（案例2）。他们的核心创伤只在初始的病史采集阶段被讨论过。这两个案例简要概括如下。

案例 1

Thomas 是一个在发展中国家工作的 58 岁的牧师。一天晚上，两个窃贼闯入了教堂并刺了他一刀。正当他们准备给 Thomas 致命的第二刀时，外面突然的响声让他们逃离了教堂。Thomas 不久就表现出 PTSD 的全面发作，白天和黑夜都有生动而重复的画面——有人要杀自己。他被刺后 6 个月，因为 PTSD 症状而不得不返回意大利并寻求帮助。当他外出时，担心再次被刺，这严重影响了他的行动能力。Thomas 被建议做一些环境暴露的治疗，如在夜晚外出、乘坐公交车等。经过 2 周的治疗，得到了很大的改善，但是他仍然无法恢复自己的神职工作如举行弥撒和进行忏悔。然后他开始采用 WBT 治疗。Thomas 监测并记录他感觉良好、有干扰想法、对这些想法进行认知重构的时刻（表 18-1）。该患者记录了作为一个潜在"观察者"的解释。经过 8 周 4 次的 WBT 治疗，Thomas 重新回到意大利一个教区牧师的工作岗位，并不再出现焦虑、失眠、生动的想象、明显回避回到发展中国家等。他后来多次去发展中国家，尽管他认为自己在这些国家的表现要稍差于在意大利的表现。治疗后 2 年，他访问了他之前被刺的那个地区并在那停留了 2 周。在 1 年的随访时，他感觉比被刺之前还要好，特别是作为忏悔牧师。他说："我学会了一个人的心理幸福是关键。如果你感觉良好，那

表 18-1   幸福情景的自我观察

情景	良好的事情 （0~100分）	干扰的思想或行为	观察
我在城市中行走。这是一个美丽的早晨	我最后感觉良好。不再有恐惧和焦虑（80分）	我不值得这样。我在这里享受，而我的同事就必须处理难题	有很多方法可以帮助别人。现在是我改变我生活的时候了

么你也会传递美好；如果你感到痛苦，那么你就会像很多我的同事那样，传递宗教中灰暗的那些观点"。在 8 年的随访中，他始终保持得不错。

案例 2

Ann 是一位 28 岁的银行职员，6 个月前她在工作的银行亲眼目睹了抢劫。虽然她自己当时没有受到威胁，但是她很快出现了易醒、梦魇、广泛性焦虑、注意力难以集中和担心发生新的抢劫。由于她没有回避，直接进行了每 2 周 1 次共 8 周的 WBT 治疗。她在日记中透露了自己管理日常事务的困难，如在工作中很难处理非常规的问题，对任何意外事件的担心，以及在工作和生活的其他方面缺乏进展和发展。在治疗结束时，她重新获得了在工作中成功处理难题的能力，并觉察到过去的工作困难与今后工作中可能出现的问题存在相似之处（经验的转移）。她认为她在抢劫期间没有表现出尖叫或危险行为只是运气。Ann 害怕任何意外事件（即使是一个客户的问题），而不只是一个潜在的新的抢劫（表 18-2）。获得控制力和个人成长感（意识到她已经获得了足够的技能来处理意想不到的问题）帮助她克服了对新的抢劫的恐惧。表 18-2 说明了她如何自己作为观察者来中断自动思维，并对它们进行替代性解释。她在 6 年随访期间完全缓解。

表 18-2 幸福情景的自我观察

情景	良好的事情（0~100 分）	干扰的思想或行为	观察
工作结束后离开银行	今天的一切都很平静。我一直都很放松（70 分）	今天是个幸运日。但是幸运并不会长久。任何事情都会揭示我的不足	每当有一个意想不到的问题时，你都可以应付它。你已经工作了 5 年了，没有什么可以抱怨的

克服创伤

这两个案例的结果应该被谨慎地解释（患者可能有自发的缓解症状），但我们对这两个案例感兴趣是因为它们表现出了克服创伤和发展心理弹性的替代途径。WBT 在 PTSD 中的作用需要通过随机对照研究进行评估。然而，也可以做一些有趣的观察。这些案例证实了 Marks 等的随机对照试验发现，即暴露于创伤记忆并不是改善的关键，可以有不同的方法减少恐惧。创伤性体验导致人们避免日常生活中的相关情景（如在车祸后他们可能会停止驾驶，或因为害怕听到类似的事故发生而回避新闻媒体）。WBT 强调经验转移可能在这一方面有帮助（识别过去成功处理的问题与将来可能发生的问题之间的相似性）。

认知重评或对负面事件进行正面认知重塑的能力，与心理恢复力（resilence）密切有关。关于心理恢复力的相关神经生物学研究显示不同的神经回路（奖励，恐惧条件化、恐惧消除，社会行为）可能涉及相同的脑结构，特别是杏仁核、伏隔核和内侧前额皮质。重构是旧的被重新激活的记忆得到巩固的过程：每次创伤记忆被回溯时，它被纳入正在进行的感知和情感经验中，涉及 N-甲基-天门冬氨酸（NMDA）和 β 肾上腺素受体，并且需要 cAMP 反应元件结合蛋白诱导。Singer 和同事在已有临床证据的基础上提出 WBT 可以刺激海马中的树突网络并诱导双侧杏仁核的棘状神经元退缩（恐惧或压力的记忆存储区），从而弱化痛苦和创伤记忆。因此，WBT 治疗的病理生理学基础可能与症状导向的认知行为策略不同，这反映幸福和痛苦不仅是相反的。

因此 WBT 可以用于治疗 PTSD。上述的两个案例使用的是两种表面上相关但实际上不同的方案。一个是使用第 17 章中关于恐怖症和广场恐怖症中 WBT 增强的行为干预（行为部分较短，治疗次数为 8 次而不是 12 次）。另一个采用在本书第二篇中详细描述的"8 次治疗方案"。虽然有待进一步证实，但是我们推测 WBT 可能在解决童年期阴影造成的成人期心理后遗症中发挥作用。

人们越来越意识到，将创伤性经历归入创伤后成长后，是可以产生积极转变的。在自我概念（如对个体力量和心理韧性的新评价）、悦纳生活的可能性、社会关系、等级价值观、精神成长等方面可以观察到积极的变化。WBT 可能特别适于创伤后成长的过程。

参 考 文 献

[1] American Psychiatric Association. Diagnostic and statistical manual of mental disorders. Fifth edition. DSM-5. Washington DC: American Psychiatric Publishing, 2013.

[2] Kulkarni M, Barrad A, Cloitre M. Post-traumatic stress disorder: assessment and treatment. In Emmelkamp PMG, Ehring T (eds). The wiley handbook of anxiety disorders. Vol. Ⅱ. Chichester: Wiley, 2014: 1078-1110.

[3] Belaise C, Fava GA, Marks IM. Alternatives to debriefing and modifications to cognitive behavior therapy for post-traumatic stress disorder. Psychother Psychosom, 2005, 74: 212-217.

[4] Marks IM, Lovell K, Noshirvani H, et al. Treatment of post-traumatic stress disorder by exposure and/or cognitive restructuring. Arch Gen Psychiatry, 1998, 55: 317-325.

[5] Fava GA, Tomba E. Increasing psychological well-being and resilience by psychotherapeutic methods. J Personality, 2009, 77: 1903-1934.

[6] Southwick SM, Charney DS. The science of resilience. Science, 2012, 338: 79-82.

[7] Charney DS. Psychobiological mechanisms of resilience and vulnerability. Am J Psychiatry, 2004, 161: 195-216.

[8] Singer B, Friedman E, Seeman T, et al. Protective environments and health status. Neurobiol Aging, 2005, 265: s113-s118.

[9] Faravelli C, Castellani G, Fioravanti G, et al. Different childhood

adversities are associated with different symptom patterns in adulthood. Psychother Psychosom, 2014, 83: 320-321.

[10] Ogrodniczuk JS, Joyce AS, Abbass AA. Childhood maltreatment and somatic complaints among adult psychiatric outpatients. Psychother Psychosom, 2014, 83: 322-324.

[11] Vazquez C, Pérez-Sales P, Ochoa C. Post-traumatic growth. In Fava GA, Ruini C (eds). Increasing psychological well-being in clinical and educational settings. Dordrecht: Springer: 57-74.

[12] Tedeschi RG, Calhoun LG. The post-traumatic growth inventory. J Traumatic Stress, 1996, 9: 455-471.

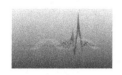

儿童和青少年

第 19 章

如第 3 章所述，在重度抑郁症的儿童和青少年中，氟西汀和 CBT/WBT 联合的序贯治疗可有效降低单用药物的复发风险。对于青少年，可以采用在第二篇的成人治疗方案。然而对于年龄较小的患者，应进行较多的修改。通过对 4 名儿童的初步研究提出了 WBT 治疗儿童心理问题的可行性。在该试验中，制定了儿童 WBT 疗法的 8 次方案。Elisa Albieri 和 Dalila Visani 进一步阐述了这种方法，并将其扩展到 12 次访谈方案。与成人情况不同的是，幸福的心理维度是以计划的模式而不是由他们自己呈现的素材介绍给儿童患者。我个人使用了不同的方法，这是基于我的临床经验并提供了更高的灵活性，但仍考虑了在与儿童工作中获得的见解。在我职业生涯的早期阶段，我在儿童指导诊所工作。从那时起，即使我的临床实践大部分涉及成人，我一直坚持对儿童和青少年进行评估和治疗。WBT 方案适合 8~14 岁的患者。

一、初始评估

在方案应用之前应仔细进行评估。我一般先单独接触孩子，然后和父母双方（如果可能）或其中之一进行谈话。对孩子我使用涉及日常生活的循环访谈：按顺序询问了孩子的起床、上学时间，从学校回家、在家中和在外面的时间，晚餐、晚餐后的时间和睡眠质量。它是循环的，因为我回到一天的相同时间，并再次提出相同的问题。令人惊讶的是，可获得的信息不断增加，我甚至可能会重复三次。每当我再次看到他（她）时重复这种每周访谈。我与孩子的治疗经验促使我在询问成人患者时也讨论他们每天实际上做些什么事情，而不是局限在评估可能经历的症状。有趣的是，通过这种方法可以获得很多生活方式方面的信息。这些信息补充和改进了通过 DSM 标准访谈得到的信息。治疗史也是一个不应该被忽视的方面。

宏观分析对于儿童特别重要，为向这一患者人群使用 WBT 提供了基础。在心境障碍和焦虑症治疗中，通常在 WBT 之前首先使用 CBT 处理情感症状，但应通过临床判断来采取最佳的治疗途径。我将描述 8 次访谈方案，每 2 周 1 次，每次 1 h，当然访谈的次数很可能会发生改变。每个访谈可以包括布置家庭作业、游戏和角色扮演。如果需要，访谈的最后 15 min 可以留给父母，特别是要提出行为上的建议时。

二、第 1 次访谈治疗

治疗师获得患者关于他（她）的感受、对当前和过去的痛苦的解释。指导孩子如何使用简单的故事、动物、颜色、面部表情和身体姿势来识别、确定和表达积极的情绪。

要求孩子在日记中报告所发生的积极事件，其方式与成人的形式类似（表 19-1）。

表 19-1   幸福日记

| 情境 | 幸福 | 强度 *
0~100 分 |
| --- | --- | --- |
| | | |

注：*. 0 分提示完全缺乏幸福感，100 分表示儿童可以体验到的最强烈的幸福感

三、第 2 次访谈治疗

治疗师回顾过去 2 周的生活以及日记，并赞扬孩子已完成的工作和（或）分析完成任务时的困难。要求孩子记住他（她）过去收到的那些赞美，并表达对它们的感受。鼓励儿童继续在日记中监测积极生活情况。在这一阶段，重要的是利用正性的强化，强调儿童的心理幸福感。至关重要的是，如果一个孩子能够意识到他（她）在某些领域是好的，就可以提高他（她）在其他领域的表现。这也有助于评估是否有最佳的经验。

四、第 3 次访谈治疗

治疗师回顾过去 2 周的生活、日记和（或）分析遇到的困难。要求孩子反映为何很难与某人相处，以及接受意想不到的赞美时自己会怎么样开心。根据表 19-2 的提纲，要求孩子继续做家庭作业，还增加了在这段时间内可能发生的一些负面情绪。

表 19-2　痛苦日记

情境	苦恼	强度 * 0~100 分

注：*. 0 分表示完全没有苦恼，100 分表示儿童可以体验到的最强的苦恼

五、第 4 次访谈治疗

治疗师回顾过去 2 周的生活、日记、和（或）分析遇到的困难。治疗师通过比较正面和负面的情况，向孩子解释我们理解情境的方式可以很大程度地影响我们积极或消极的情绪。要求孩子在日记中只记录积极的情况。

六、第 5 次访谈治疗

治疗师回顾过去 2 周的生活以及日记。治疗师寻找可能适用于所呈现材料的幸福心理维度。特别是使用 Jahoda 的广泛框架，治疗师和孩子一起对他（她）的环境掌控力进行列表。鼓励孩子在日记中增加其他情况，并继续记录积极的情况。要求把所发生的行为变化作为家庭作业写在日记中。

七、第 6 次访谈治疗

治疗师回顾过去 2 周的生活和日记，寻找可以根据心理幸福感框架进行检查的问题。特别要求儿童反映他（她）已经拥有的能力和想要发展的能力。讨论一些简单的问题解决技术。要求孩子继续写日记。要求把所发生的行为变化作为家庭作业写在日记中。

八、第 7 次访谈治疗

治疗师回顾过去 2 周的生活和日记，寻找可以根据心理幸福框架进行检查的问题。特别要求儿童反映什么类型的行为可以改善与他人的关系。要求把所发生的行为变化作为家庭作业写在日记中。

九、第 8 次访谈治疗

治疗师与儿童、家长共同回顾已经完成的事情，并提供关于在治疗结束后实施行为改变的实用建议。鼓励孩子和他（她）的家人在需要时打电话或回访。

目前，临床设置下的儿童 WBT 治疗仅在一个 RCT 中使用，其治疗效果需要足够的对照案例进行确认。因此，本方案只能作为初始工具进行使用。

十、教育背景

我们在教育背景中完成了 3 项 RCT，这表明基于 WBT 的方案可能适用于促进心理弹性（resilence）和心理幸福的机制。能够取得这样的进展，在此我要感谢合作者（按字母顺序：Elisa Albieri、Carlotta Belaise、Emanuela Offidani、Fedra Ottolini、Chiara Ruini、Elena Tomba 和 Dalila Visani）。在第一个初步研究中，对 111 名中学生进行了学校干预（4 次课，持续数小时），他们随机分配为：基于认知行为治疗理论和技术的方案；基于 WBT 的方案。两种学校干预方法在症状和心理幸福感方面都获得了相似的改善。这项初步调查表明，幸福增强策略在预防心理痛苦和提高最佳功能上，与 CBT 相差无几。

WBT 和 CBT 方法的差异随后在另一个学校的对照研究中进行探讨，包括更多的访谈和充分的随访。在这项试验中，162 名中学生被随机分配到 WBT 方案和焦虑管理方案。这项研究的结果表明，WBT 可以明显提高心理幸福感量表中的自主性和症状问卷中的友好度，而焦虑管理仅改善焦虑。

WBT 学校干预措施扩展到高中生，他们被认为是心境障碍和焦虑障碍的一个更危险的人群。对 227 名高中生进行学校干预。将这些学生随机分配到：WBT 方案；注意安慰剂方案，包括放松技术、对学生报告的常见问题进行团体讨论、冲突解决。结果发现与注意安慰剂方案组相比，WBT 干预能够更有效地促进心理幸福感，特别是个人成长。此外，发现其在减少痛苦，特别是焦虑和躯体化方面也是有效的。在随访期间，WBT 方案在减少焦虑和躯体化方面的作用继续保持，而在注意安慰剂组中，这种改善减退或消失了。因此，结果表明 WBT 在教育背景中可以产生持久的积极情绪和心理幸福感作用。在这些对照研究中使用的方案已在其他地方详述。每次治疗由两位心理学家实施，老师在场。

毫无疑问，WBT 对儿童和青少年表现出巨大的潜力。主要原因是这个年龄的人群具有高度可塑性，这有助于以 Jahoda 的方式实现新的平衡。这种潜力可以从临床扩展到教育环境。

参 考 文 献

[1] Kennard BD, Emslie GJ, Mayes TL, et al. Sequential treatment with fluoxetine and relapse-prevention CBT to improve outcomes in pediatric depression. Am J Psychiatry, 2014, 171: 1083-1090.

[2] Albieri E, Visani D, Offidani E, et al. Well-being therapy in children with emotional and behavioral disturbances: a pilot investigation. Psychother Psychosom, 2009, 78: 387-390.

[3] Albieri E, Visani D. The role of psychological well-being in childhood interventions. In Fava GA, Ruini C (eds). Increasing psychological well-being in clinical and educational settings. Dordrecht: Springer, 2014: 115-134.

[4] Fava GA. Consultation psychiatry in an Italian child guidance center. Child Psychiatry Hum Dev, 1981, 12: 90-95.

[5] Tomba E. Assessment of lifestyle in relation to health. In Fava GA, Sonino N, Wise TN (eds). The psychosomatic assessment. Basel: Karger,

2012: 72-96.

[6] American Psychiatric Association. Diagnostic and statistical manual of mental disorders. 5th ed. Washington, DC: Author, 2013.

[7] Jahoda M. Current Concepts of Positive Mental Health. New York: Basic Books, 1958.

[8] Ruini C, Belaise C, Brombin C, et al. Well-being therapy in school settings: a pilot study. Psychother Psychosom, 2006, 75: 331-336.

[9] Tomba E, Belaise C, Ottolini F, et al. Differential effects of well-being promoting and anxiety-management strategies in a non-clinical school setting. J Anxiety Disord, 2010, 24: 326-333.

[10] Ryff CD. Psychological well-being revisited. Psychother Psychosom, 2014, 83: 10-28.

[11] Kellner R. A symptom questionnaire. J Clin Psychiatry, 1987, 48: 268-274.

[12] Ruini C, Ottolini F, Tomba E, et al. School intervention for promoting psychological well-being in adolescence. J Behav Ther Exp Psychiatry, 2009, 40: 522-532.

[13] Visani D, Albieri E, Ruini C. School programs for the prevention of mental health problems and the promotion of psychological well-being in children. In Fava GA, Ruini C (eds). Increasing psychological well-being in clinical and educational settings. Dordrecht: Springer, 2014: 177-185.

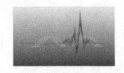

新的方向

第 20 章

迄今为止在我研究的临床应用中，WBT 很少单独使用。它一般是序贯治疗的一部分，这也更符合精神障碍复杂性及其合并症。在对照研究中，WBT 都对临床方案起到增效作用。我们清楚，它完全的临床应用还未被开发。主要有两个潜在发展的领域：WBT 是一个（个人，团体和家庭导向的）可应用的处理心理治疗方法的类型；也有其他新的应用领域。

一、实践模式

在大多数已经完成的研究中，WBT 都被认为是个体治疗。也有例外情况，如伊朗大学生的团体治疗和意大利学校课程形式。当然，WBT 也适合于团体形式，特别是因为这种模式可以增加心理幸福分享的最佳体验和个体对心理幸福感意义的理解。即使尚有待测试，我们可以推测 WBT 干预可以提高夫妻和家庭干预的有效性。Kauffman 和 Silberman 已经说明了正性心理干预可以改善夫妇治疗的结果。促进夫妻关系中的积极面确实是许多家庭和夫妻治疗的目标，WBT 成分可以促进这种过程。

在个体层面上，我们对广泛性焦虑障碍的研究揭示了通过增加对幸福感情况的监测，WBT 可以提供更全面的覆盖自动思维和功能障碍模式。因此，对于任何类型的 CBT 治疗，WBT 都是有益的补充。那些对标准药物治疗和（或）心理治疗无效的患者，WBT 的介入可能有特殊的价值。对药物治疗和心理治疗的依从性都需要耐力和动机。因此，可以想象 WBT 可能增加依从性和（或）解决对全面康复的阻抗。事实上，诸如拒绝基本要求的临床现象在认知行为实践中是屡见不鲜的。

另一个问题涉及 WBT 和其他技术之间的差异，这些技术可以间接地促进认知治疗中的心理幸福感，如行为激活，基于模式的治疗，基于正念的认知治疗，接受和承诺治疗，基于优点的 CBT。它们主要的区别是关注点（在幸福感疗法中关注的是情感幸福的情况，而在认知治疗中关注的是心理痛苦）。第二个重要的不同是，认知治疗的目标是通过控制或对比减轻痛苦，而 WBT 的目标是促进心理幸福感。幸福感治疗可定义为广谱的自我治疗中的一个特定策略。

另一个区别是，与认知行为框架不同，WBT 疗法一开始不能向患者解释其理论和策略，而是依赖于他（她）对积极自我的渐进评价。如对于对抗焦虑的患者，可帮助其将焦虑视为日常生活中不可避免的因素，并通过逐步增加环境掌握和自我接受抵消焦虑。MacLeod 和 Luzon 好奇如果 WBT 离开原始模型并关注不同的问题，它是否可以被认为是 CBT。问题聚焦和技术模式也与积极心理学干预有很大的不同。这种差异还源自于 WBT 解决临床问题的临床背景和涉及几个随机对照研究的验证过程。大多数积极心理干预是以自助形式提供的，有时与面对面指导相结合，通常是在高度异质性和非临床人群中开展。其主要目的是促进幸福、积极的情绪和积极性，这与 WBT 描绘的追求心理幸福感维度平衡形成鲜明对比。正如本书第二篇所述，积极性过度也可能是有害的。

此外，WBT 旨在解决个体中受损的特定心理幸福感维度。因此，WBT 和诸如积极心理治疗、智慧心理治疗、感恩干预、积极辅导、希望治疗、基于优点的方法、宽恕治疗和生活质量治疗等方法之间存在重大差异。

二、应用的新领域

除了前面章节中描述的内容之外，有几个潜在的 WBT 应用领域需要去探讨，这里描述一些例子。

三、内科疾病

在科学研究和患者护理中，心理社会因素（在日常生活中的功能、精神和心理症状、生活质量及疾病行为）已经成为关键部分。这些方面在那些无法治愈的慢性疾病变得尤其重要，并且还延伸到慢性病患者的家属和健康提供者中。

因此，我们可以想象 WBT 在内科疾病背景中的作用，它可以抵消由疾病体验引起的限制和挑战。由 Chiara Rafanelli 主持的关于解决心肌梗死后抑郁症状的随机对照试验目前正在进行中。患者被随机分配到 CBT/WBT 序贯治疗组或临床管理组。与以前主要预防心血管并发症的试验相比，本研究将重点扩展到改善心理幸福感。在某种程度上，Chiara Rafanelli 试图做的是对患有心肌梗死的患者进行相关的康复医学，这是 WBT 的另一个重要的潜在发展领域。实际上，康复过程需要以提高幸福感和改变生活方式作为干预的主要目标。

四、进食障碍

Elena Tomba 和她的团队最近记录了与健康对照相比，进食障碍患者的心理幸福感明显受损。这项最初在情感障碍和焦虑障碍的残留阶段进行的研究，可能为评估 WBT 在治疗进食障碍中的价值铺平道路。WBT 尤其可以解决与进食障碍相关或不相关的身体形象紊乱。

五、强迫症

侵入性焦虑引发的思维是强迫症的一个核心特征。强迫症患者使用比健康对照者更频繁的惩罚、担心、重新评价和社会控制作为一种思维控制技术。惩罚似乎是最明显的鉴别之处。临床观察（见第 2 章）表明，引发焦虑的思维可能经常随着强迫障碍患者的幸福状况的降低而来。因此，这些患者可能存在低幸福感相关的焦虑阈值。这一假设需要在对照研究中进行检验，也可能产生新的治疗策略。

六、精神障碍

Penn 及其同事已经假设了 WBT 在改善精神障碍患者的功能中作为 CBT 补充成分的作用。事实上，在精神分裂症患者中主观幸福感明显受损，并与前扣带回中奖励加工的活动降低有关，这可能导致环境刺激，动机行为和奖励结果三者整合减少。

七、老年化

鉴于随着老年化的心理幸福感水平下降以及与自我保健生活目标的关联，我们可以想象，WBT 可以刺激该人群的心理弹性。这种方法的含义可以通过个人和团体治疗干预实现，不一定限于合并内科疾病和精神疾病的患者，并且也可以扩展到普通人群。在学校环境中测试的 WBT 团体干预方法也可以应用于养老院、社区设施和其他社会老年场所。

参 考 文 献

[1] Moeenizadeh M, Salagame KKK. The impact of well-being therapy on symptoms of depression. Int J Psychol Studies, 2010, 2: 223-230.

[2] Ruini C, Belaise C, Brombin C, et al. Well-being therapy in school settings: a pilot study. Psychother Psychosom, 2006, 75: 331-336.

[3] Tomba E, Belaise C, Ottolini F, et al. Differential effects of well-being promoting and anxiety-management strategies in a non-clinical school setting. J Anxiety Disord, 2010, 24: 326-333.

[4] Ruini C, Ottolini F, Tomba E, et al. School intervention for promoting psychological well-being in adolescence. J Behav Ther Exp Psychiatry, 2009, 40: 522-532.

[5] Kauffman C, Silberman J. Finding and fostering the positive in relationships: positive interventions in couples therapy. J Clin Psychol, 2009, 65: 520-531.

[6] Fava GA, Ruini C, Rafanelli C, et al. Well-being therapy of generalized anxiety disorder. Psychother Psychosom, 2005, 74: 26-30.

[7] Pollack MH, Otto MW, Rosenbaum JF (eds). Challenges in clinical practice. New York: Guilford, 1996.

[8] Sirri L, Fava GA, Sonino N. The unifying concept of illness behaviour. Psychother Psychosom, 2013, 82: 74-81.

[9] Strean HS. Resolving resistances in psychotherapy. New York: Wiley, 1985.

[10] MacLeod AK, Luzon O. The place of psychological well-being in cognitive therapy. In Fava GA, Ruini C (eds). Increasing psychological well-being in clinical and educational settings. Dordrecht: Springer, 2014: 41-55.

[11] Bolier L, Haverman M, Westerhof GJ, et al. Positive psychology interventions. BMC Public Health, 2013, 13: 119.

[12] Seligman HEP, Rashid T, Parks AC. Positive psychotherapy. Am Psychologist, 2006, 61: 774-788.

[13] Linden M. Promoting resilience and well-being with wisdom and wisdom therapy. In Fava GA, Ruini C (eds). Increasing psychological well-being

in clinical and educational settings. Dordrecht: Springer, 2014: 75-90.

[14] Wood AM, Maltby J, Gillet R, et al. The role of gratitude in the development of social support, stress and depression. J Res Personality, 2008, 42: 854-871.

[15] Biswas-Diener ROPersonal coaching as a positive intervention. J Clin Psychol, 2009, 65: 544-553.

[16] Geraghty AW, Wood AM, Hyland ME. Dissociating the facets of hope. J Res Personality, 2010, 44: 155-158.

[17] Biswas-Diener R, Kashdam TB, Minhas G. A dynamic approach to psychological strength development and intervention. J Positive Psychol, 2011, 6: 106-118.

[18] Lamb S. Forgiveness therapy. J Theoretical Philosophical Psychol 2005, 25: 61-80.

[19] Frisch MB. Quality of life therapy and assessment in health care. Clin Psychol Sci Practice, 1998, 5: 19-40.

[20] Fava GA, Sonino N. Psychosomatic medicine. Int J Clin Practice, 2010, 64: 999-1001.

[21] Rafanelli C, Sirri L, Grandi S, et al. Is depression the wrong treatment target for improving outcome in coronary artery disease? Psychother Psychosom, 2013, 82: 285-291.

[22] Tomba E, Offidani E, Tecuta L, et al. Psychological well-being in outpatients with eating disorders. Int J Eat Disord, 2014, 47: 252-258.

[23] Rafanelli C. Park SK, Ruini C, et al. Rating well-being and distress. Stress Med, 2000, 16: 55-61.

[24] Phillips KA. Body dysmorphic disorder: common, severe and in need of treatment research. Psychother Psychosom, 2014, 83: 325-329.

[25] Veale D, Anson M, Miles S, et al. Efficacy of cognitive behaviour therapy versus anxiety management for body dysmorphic disorder. Psychother Psychosom, 2014, 83: 341-353.

[26] Marks IM. Behaviour therapy for obsessive-compulsive disorder: a decade of progress. Can J Psychiatry, 1997, 42: 1021-1027.

[27] Amir N, Cashman L, Foa EB. Strategies of thought control in

obsessive-compulsive disorder. Behav Res Ther, 1997, 35: 775-779.

[28] Penn DL, Mueser KT, Tarrier N, et al. Supportive therapy for schizophrenia. Schizophrenia Bull, 2004, 30: 101-112.

[29] Gilleen J, Shergill SS, Kapur S. Impaired subjective well-being in schizophrenia is associated with reduced anterior cingulated activity during reward processing. Psychol Med, 2015, 45: 589-600.

[30] Kim ES, Strecher VJ, Ryff CD. Purpose in life and use of preventive health care services. Proc Natl Acad Sci USA, 2014, 111: 16331-16336.

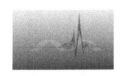

展望未来

第 21 章

　　我与你们分享这本书的旅程充满了与患者和同事的相遇、阅读、反思的过程。我希望我的旅程可以刺激心理治疗师接受WBT的观点，这些观点也可能有助于内科医生。

　　第一步是注意心理幸福感，并开始对患者进行监测。那些已经实践CBT的人们在完成第一步时应该没有问题。WBT主要作为一系列干预措施的附加成分，这有助于其应用。然而，它的正确使用需要熟悉第4章详述的宏观分析、微观分析和评估类型。WBT的充分应用当然更复杂。我通常鼓励有能力的心理治疗师同道们在他们的患者身上尝试，但是像任何其他心理治疗技术一样，适当的反馈和监督是必要的。基于这些原因，我开始了培训和认证的过程。相关信息可以登陆网站（www.well-being-therapy.com）。

　　WBT的目标似乎是雄心勃勃的。正如拉丁哲学家赛内加（Seneca）在"快乐人生"（De vita beata）中所告诫的，我们越是寻找幸福，我们获得幸福的可能性就越小。幸福不是一切，需要的是"幸福智慧"，也即是幸福的意识。

　　"幸福就是合乎其自然本质的生活，在任何时候首先要心智健康，才有可能实现；如果心智强大、充满活力、绝对耐心，便能掌握一切；关心身体和其所属，而无焦虑；热爱生活，但又超脱于生活；乐于接受命运的礼物，但又不被它奴役"（Seneca, 快乐人生, 作者译）。